Agnessa Kozak

AF287812

Job-Demand-Control-Support-Modell und Burnout

Agnessa Kozak

Job-Demand-Control-Support-Modell und Burnout

Darstellung der Ergebnisse unter Verwendung
des COPSOQ-Instruments bei Beschäftigten in
Einrichtungen für Menschen mit Behinderungen

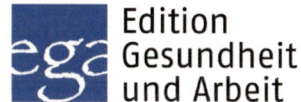

© 2013
Edition Gesundheit und Arbeit,
Universitätsklinikum Hamburg-Eppendorf (UKE),
Martinistraße 52, 20246 Hamburg
www.uke.de

Herausgeber
Prof. Dr. med. Albert Nienhaus
a.nienhaus@uke.de

Autor
Agnessa Kozak

Redaktion
Daniela Delfs

Lektorat
Angelika Buchholz, Frankfurt

Gestaltung
Ethel Knop, Essen

Verlag
tredition GmbH, Hamburg
ISBN: 978-3-8495-0294-2
Printed in Germany

Bibliografische Information der Deutschen Nationalbibliothek
Die Deutsche Nationalbibliothek verzeichnet diese Publikation in der Deutschen Nationalbibliografie; detaillierte bibliografische Daten sind im Internet über http://dnb.d-nb.de abrufbar.

Inhaltsverzeichnis

Abbildungsverzeichnis

Tabellenverzeichnis

Vorwort des Herausgebers

Die *Edition Gesundheit und Arbeit (ega)* ist eine Schriftenreihe des Competenzzentrums für Epidemiologie und Versorgungsforschung bei Pflegeberufen (CVcare) am Universitätsklinikum Hamburg-Eppendorf (UKE). Herausgeber dieser Schriftenreihe ist Prof. Dr. med. Albert Nienhaus, der das CVcare leitet.

In der *ega* werden die Arbeitsergebnisse des CVcare publiziert. Sie steht aber auch allen anderen Wissenschaftlern, die zu dem Thema Gesundheit und Arbeit forschen und ihre Arbeitsergebnisse einem deutschsprachigen Publikum zur Kenntnis bringen wollen, zur Verfügung. In der *ega* werden unter anderem ausgewählte Diplom-, Master- und Bachelorarbeiten sowie Dissertationen und Habilitationen publiziert.

Mit ihr soll die Diskussion im deutschsprachigen Raum über effektive und effiziente Wege zur Verbesserung des Gesundheitsschutzes, der betrieblichen Gesundheitsförderung sowie des betrieblichen Gesundheitsmanagements unter besonderer Berücksichtigung der betrieblichen Wiedereingliederung gefördert werden. Die *ega* ist eine Plattform für interdisziplinäre Beiträge aus der arbeitsweltbezogenen Gesundheitsforschung. Die Disziplinen Psychologie, Arbeitsmedizin, Gesundheitswissenschaften, Gesundheitsökonomie, Rehabilitations- und Versorgungsforschung sollen damit näher zusammengeführt und zum gegenseitigen Austausch angeregt werden.

Das Competenzzentrum für Versorgungsforschung bei Pflegeberufen (CVcare) ist eine universitäre Forschungseinrichtung am UKE, deren Grundfinanzierung durch eine Stiftung der Berufsgenossenschaft für Gesundheitsdienst und Wohlfahrtspflege (BGW) sichergestellt wird. Das CVcare kooperiert daher eng mit der BGW und hier insbesondere mit deren Forschungsabteilung Grundlagen der Prävention und Rehabilitation (GPR).

Schwerpunktthemen des CVcare sind die Arbeitssituation älterer Beschäftigter in der Pflege, arbeitsbedingte Beschwerden des Bewegungsapparates (MSB), Infektionsrisiken mit den Schwerpunkten Tuberkulose und multiresistente Erreger (MRE), psychosoziale Belastungen am Arbeitsplatz mit dem besonderen Schwerpunkt Gewalt am Arbeitsplatz sowie die Evaluation der Rehabilitationsleistungen der BGW und anderer Träger der gesetzlichen Unfallversicherung (GUV).

Die *Edition Gesundheit und Arbeit* wird eröffnet mit einer Masterarbeit zu psychosozialen Arbeitsbelastungen von Beschäftigten in Einrichtungen für Menschen mit Behinderungen, die von Agnessa Kozak unter Betreuung von Prof. Dr. Zita Schillmöller an der Hochschule für Angewandte Wissenschaften Hamburg (HAW) erstellt wurde. Die Erhebung von Frau Kozak wurde in Vorbereitung auf das BGW-Forum 2011 Gesundheitsschutz in der Behindertenhilfe durchgeführt.

Hamburg, im Februar 2013   Prof. Dr. med. Albert Nienhaus

Abstract

Hintergrund: Die Tätigkeit in der Behindertenhilfe ist geprägt durch emotionale Interaktion mit Menschen mit schwierigen und komplexen Verhaltensmustern. Das kann zu hohen psychischen Belastungen für die Beschäftigten führen. Empirische Untersuchungen über die psychosoziale Arbeitssituation der Mitarbeiter in der Behindertenhilfe in Deutschland gibt es jedoch nur wenige. Das Ziel der vorliegenden Untersuchung ist es, auf der Grundlage des Job-Demand-Control-Support-Modells mögliche Zusammenhänge zwischen arbeitsbedingten Belastungen, Schutzfaktoren und Burnout zu untersuchen.

Methoden: Von Januar bis März 2011 wurde eine Querschnittstudie in Wohneinrichtungen der Behindertenhilfe im norddeutschen Raum durchgeführt. Insgesamt wurden 409 Beschäftigte aus zehn Sozialeinrichtungsträgern befragt. Die Responserate betrug 45%. Psychosoziale Belastungen und Beanspruchungen wurden mit dem Copenhagen Psychosocial Questionnaire (COPSOQ) erfasst. Mittels logistischer Regression wurden adjustierte Odds Ratios und 95%-Konfidenzintervalle für mögliche Prädiktoren von hohen Burnout-Werten berechnet.

Ergebnisse: Das untersuchte Studienkollektiv bestand zu 73% aus Frauen und das Durchschnittsalter betrug 41 Jahre (SD, 12 Jahre). Moderate bis hohe Burnout-Werte hatten rund 40% der Befragten. Diese Untersuchung zeigt, dass Zeitdruck, hohes Arbeitsaufkommen, Verbergen der eigenen Emotionen und der Konflikt hinsichtlich der Vereinbarkeit von Berufs- und Privatleben als Prädiktoren für Burnout betrachtet werden können. Als Schutzfaktor vor Burnout fungiert ein großer Einfluss bei der Arbeit. Des Weiteren wirkt sich eine hohe Unterstützung von Vorgesetzten protektiv auf Burnout aus. Zusammen erklärt das Job-Demand-Control-Support-Modell einen Varianzanteil von 47% in der Zielvariable Burnout.

Schlussfolgerung: Es besteht ein enger Zusammenhang zwischen den Arbeitsanforderungen in der Behindertenhilfe und der Gefahr der Entwicklung von Burnout-Symptomen. Vor dem Hintergrund der demografischen Entwicklung und dem Fachkräftemangel in den Sozial- und Gesundheitsberufen gilt es, Maßnahmen umzusetzen, die die psychische Gesundheit der Mitarbeiter langfristig erhalten.

1 Einleitung

„I've done too much, for too many, for too long, with too little regard for myself"

(Sotile, 2003 zit. nach Berger, 2004, S. 2232)

Der Anteil psychischer Erkrankungen hat in den vergangenen Jahren stark zu-genommen. Seit 1997 haben die durch psychische Erkrankungen bedingten Arbeits-unfähigkeitsfälle in Deutschland um 93% zugenommen (Macco & Stallauke, 2010). Psychische Probleme stellen einen der häufigsten Gründe für krankheitsbeding-te Fehlzeiten und Frühverrentung in der Europäischen Union dar (WHO, 2010). Psychosoziale Faktoren am Arbeitsplatz, wie etwa hohe Arbeitsanforderungen, ge-ringe Handlungsspielräume oder mangelnde soziale Unterstützung, werden als signifikant schädigende Effekte auf die Gesundheit und das Wohlbefinden von Beschäftigten betrachtet.

Mit der Zeit verlieren viele engagierte und qualifizierte Mitarbeiter aufgrund hoher psychosozialer Arbeitsbelastung die Begeisterungsfähigkeit und das Enga-gement für ihren Beruf: Sie brennen aus. Dieses Phänomen wird mit dem Begriff Burnout umschrieben; damit ist ein Zustand emotionaler Erschöpfung gemeint (Maslach, Schaufeli & Leiter, 2001). Bis zu einem gewissen Grad sind viele Beschäf-tigungen mit Stress verbunden. Diese Problematik verschärft sich insbesondere bei Menschen in emotional fordernden Berufen. Die Arbeit in der Behindertenhilfe ist durch die starke Nähe zu Menschen geprägt, die zum Teil schwierige und kom-plexe Verhaltensmuster aufweisen (Rose & Rose, 2005). Die Erfahrung zeigt, dass Beschäftigte in helfenden Berufen ihre Tätigkeit nicht völlig losgelöst von ihren Empfindungen, Werten und Überzeugungen ausüben können (Marquard, Runde & Westphal, 1993). In Anbetracht der emotional beanspruchenden Interaktion mit den Klienten, der Diskrepanz zwischen dem Helferideal und der Wirklichkeit des Arbeitsalltags sowie der zum Teil schwierigen institutionellen und sozialen Arbeitsbedingungen können bei Beschäftigten in der Behindertenhilfe psychische und körperliche Spannungszustände erzeugt werden. Als Konsequenz kann sich im Laufe der Zeit ein Zustand emotionaler Erschöpfung (Burnout) einstellen, der häufig von den Betroffenen zu spät erkannt wird. Das einleitende Zitat eines von Burnout Betroffenen verdeutlicht prägnant, wie es dazu kommen kann. Allerdings betrifft Burnout keineswegs nur das psychomentale und körperliche Wohlbefinden der Beschäftigten, sondern hat auch einen indirekten Einfluss auf die Qualität der Betreuung und Versorgung der Klienten (Robertson et al., 2002).

Daher ist es wichtig, das Verständnis für die Ursachen, Wirkungen und Konsequenzen von Burnout bei Beschäftigten in der Behindertenhilfe zu vertiefen. Bisher wurden jedoch nur wenige empirische Studien für den deutschsprachigen Raum durchgeführt, die den Zusammenhang zwischen Stressoren, Ressourcen und Burnout bei Beschäftigten in der Behindertenhilfe untersuchen.

Im Rahmen eines von der Berufsgenossenschaft für Gesundheitsdienst und Wohlfahrtspflege (BGW) geförderten Forschungsprojekts in Kooperation mit dem Institut für Versorgungsforschung in Dermatologie und bei Pflegeberufen (IVDP) des Universitätsklinikums Hamburg (UKE) und der Hochschule für Angewandte Wissenschaften Hamburg (HAW) wurde eine Querschnittsuntersuchung in Einrichtungen der Behindertenhilfe durchgeführt. Befragt wurden Beschäftigte, die in bei der BGW versicherten Einrichtungen tätig sind. Zum Einsatz kam der Copenhagen Psychosocial Questionnaire (COPSOQ), ein umfassendes Screening-Instrument zur Messung psychischer Belastungen und Beanspruchungen bei der Arbeit.

Das Ziel der vorliegenden Arbeit ist es, die Arbeitssituation in der Behindertenhilfe im Ansatz zu beschreiben und am Beispiel der Beschäftigten in der Behindertenhilfe mögliche Zusammenhänge zwischen arbeitsbedingten Belastungen, Ressourcen und Burnout zu analysieren. Dabei werden die Zusammenhänge anhand des medizinsoziologischen Job-Demand-Control-Support-Modells beruflicher Belastungen von Karasek und Theorell (1990) geprüft.

Zu Beginn der vorliegenden Arbeit werden Konzepte zum Thema Stress und Burnout vorgestellt. Anschließend werden die strukturellen Rahmenbedingungen und die Arbeitssituation der Beschäftigten in der Behindertenhilfe aufgezeigt. Auf den theoretischen Hintergrund aufbauend werden die Untersuchungshypothesen gebildet. Der darauffolgende Abschnitt schildert das methodische Vorgehen der Studie und stellt die statistischen Auswertungsverfahren vor. Im Anschluss daran werden die Ergebnisse dieser Studie erläutert und unter Berücksichtigung der aktuellen wissenschaftlichen Literatur und der verwendeten Methoden kritisch diskutiert. Abschließend werden die aus der Studie gewonnenen Erkenntnisse zusammenfassend dargestellt und mögliche Implikationen für Praxis und Forschung aufgezeigt.

2 Theoretischer Hintergrund

2.1 Psychosoziale Belastungen und Beanspruchungen im Erwerbsleben

Belastungen am Arbeitsplatz resultieren aus den für die Tätigkeit typischen körperlichen und geistigen Anforderungen sowie der Arbeitsorganisation, Arbeitsumgebung und den sozialen Beziehungen. Bei einer Überbelastung der individuellen Leistungsfähigkeit von Erwerbstätigen können Beanspruchungen und gesundheitliche Beeinträchtigungen auftreten. Ferner sind Fehlzeiten, Berufskrankheiten, Arbeitsunfähigkeit oder ein vorzeitiger Renteneintritt mögliche Folgen solcher Beanspruchungen (Kroll, Müters & Dragano, 2011).

Es ist naheliegend und vielfach belegt worden, dass Beschäftigte in helfenden Berufen hohen Belastungen und Stress ausgesetzt sind (Hatton et al., 1999a; Mutkins, Brown & Thorsteinsson, 2011; Schaufeli & Bakker, 2004). Um zu verstehen, wie arbeitsbezogener psychischer Stress entsteht, ist es hilfreich, die häufig in der Literatur verwendeten Konstrukte bzw. Begriffe wie Belastung, Beanspruchung und Stress näher zu beschreiben. Nachfolgend werden diese Begriffe dargestellt und erläutert. Ausgehend von dem arbeitswissenschaftlichen Belastungs- und Beanspruchungskonzept werden die beiden Begriffe in der Europäischen Norm DIN EN ISO 10075-1:2000 folgendermaßen definiert (Deutsches Institut für Normung, 2000):

■ Unter psychosozialen Belastungen wird die *„Gesamtheit aller erfassbaren Einflüsse, die von außen auf den Menschen zukommen und psychisch auf ihn einwirken und/oder belasten, verstanden".* Psychische Beanspruchungen werden der Norm zufolge als *„die unmittelbare (nicht die langfristige) Auswirkung der psychischen Belastung im Individuum in Abhängigkeit von seinen jeweiligen (...) Voraussetzungen, einschließlich der individuellen Bewältigungsstrategien"* definiert.

Die beiden Begriffe werden hier weitestgehend wertneutral dargelegt. Belastungen sind folglich objektive, exogene Faktoren im Arbeitssystem, die auf das Individuum einwirken. Die unmittelbaren Folgen dieser Belastungen resultieren in den subjektiv wahrgenommenen Beanspruchungen. Obwohl Belastungen nicht zwingend negativ behaftet sind, können sie durch Fehl- und Überbelastung verschiedenartige kurzfristige (z. B. Ermüdung, Gereiztheit, Angst etc.) und langfristige (z. B. Depression, psychosomatische Beschwerden etc.) Beanspruchungen zur Folge haben.

In diesem Konzept wird das Zusammenwirken zwischen Belastung und Beanspruchung als eine linear verlaufende Ursache-Wirkungs-Beziehung beschrieben. Eine Einwirkung durch spezifische situations- und personenbezogene Ressourcen sowie die individuellen Bewertungs- und Bewältigungsprozesse werden in dieser Definition ausgeklammert (Bamberg, Busch & Ducki, 2003). In der Realität wird die Belastung von den Beschäftigten unterschiedlich stark wahrgenommen und bewältigt. Zudem können unterschiedliche intrinsische und extrinsische Ressourcen die Schwere der Belastung bzw. Beanspruchung abpuffern[1].

In diesem Zusammenhang ist die Stressdefinition von Lazarus und Folkmann (1984) von Interesse. Stress wird von ihnen als eine aktive Interaktion zwischen Umwelt und Individuum beschrieben. Dabei berücksichtigen die Autoren die unterschiedlichen Auswirkungsmuster von Belastungen, indem sie den Blickwinkel auf die individuellen Bewertungs- bzw. Bewältigungsprozesse richten. Demnach wird Stress von ihnen definiert als die *„Beziehung zwischen Person und Umwelt, die von der Person als ihre eigenen Ressourcen auslastend oder überschreitend und als ihr Wohlbefinden gefährdend bewertet wird"* [2]. Drei Aspekte in dieser Definition sind bedeutend für das umfassende Verständnis von Stress:

> (1) Stress ist ein Prozess, d. h. er entsteht aus der wechselseitigen Auseinandersetzung zwischen der Person und deren Umwelt. Lazarus (1999) beschreibt diese aktive Auseinandersetzung auch mit dem Begriff transaktional.

> (2) Die Person hat die kognitive Fähigkeit, eine spezifische Situation oder ein spezifisches Ereignis hinsichtlich der Belastung, der eigenen Ressourcen und Fähigkeiten zu bewerten. Danach richtet sich die entsprechende Bewältigungsstrategie, die von dem stressauslösenden Ereignis und der dadurch hervorgerufenen Emotion (z. B. Angst) abhängt (Lazarus, 1995).

---

[1] Im arbeitswissenschaftlichen Kontext werden Ressourcen als die Möglichkeiten angesehen, mit auftretenden Belastungen umzugehen. Es sind Faktoren, die eine schützende Wirkung vor negativen Auswirkungen der Arbeit haben. Diese Ressourcen können im Menschen selbst verankert sein oder in der Arbeitsumwelt liegen (Ehlbeck, Lohmann & Prümper, 2006).

[2] *„Psychological stress is a particular relationship between the person and the environment that is appraised by the person as taxing or exceeding his or her resources and endangering his or her well-being"* (Lazarus & Folkmann, 1984, S. 19).

(3) Der Verlust des individuellen Wohlbefindens tritt ein, wenn die situativen Anforderungen die Bewältigungsressourcen überschreiten.

Zusammenfassend lässt sich der transaktionale Prozess folgendermaßen beschreiben: Besteht ein Ungleichgewicht in der Beziehung zwischen der Person und seiner Umwelt und übersteigen die Anforderungen die individuellen Bewältigungsressourcen, so kann Stress erzeugt werden und folglich zur Beeinträchtigung des Wohlbefindens und der Gesundheit führen.

Die in der Literatur verwendeten Begriffe wie Belastung bzw. Belastungsfaktor oder Stressor bzw. Stressfaktor beziehen sich auf die Umweltbedingungen einer Person. Begriffe wie Beanspruchung, Beanspruchungsfolgen, Fehlbeanspruchung, Stress oder Stressreaktion beziehen sich auf die betroffene Person selbst (Kirchler & Hölzel, 2008). Zu welchen Auswirkungen die psychischen Belastungen im Einzelfall tatsächlich führen, hängt letztlich von den persönlichen Voraussetzungen der betroffenen Personen (z. B. Problemlösungskompetenzen, Perfektionsdruck), den arbeits- und organisatorischen Bedingungen (z. B. Häufigkeit und Intensität der Arbeitsanforderungen, soziale Konflikte, mangelnde Unterstützung und Feedback) sowie den gesellschaftlichen Entwicklungen (z. B. Deregulierung von Arbeit) ab (Oppolzer, 2010). Immer wiederkehrende Stressreaktionen im Erwerbsleben können Spannungszustände hervorrufen, die den Organismus auf Dauer schädigen und das individuelle und soziale Verhalten negativ beeinträchtigen (Siegrist & Dragano, 2008; Oppolzer, 2010). Udris und Frese (1999) haben die kurz-, mittel- und langfristigen Stressfolgen unter Berücksichtigung der betroffenen Ebenen einer Person differenziert. Diese werden in Tabelle 1 vorgestellt.

Bezogen auf die Stressentstehung kann Burnout als das Resultat eines erfolglosen Bewältigungsprozesses von Stresssituationen beschrieben werden. Ferner kann Burnout auf die Diskrepanz zwischen den individuellen Werten, Motivationen und Erwartungen und den tatsächlichen persönlichen, sozialen und institutionellen Bewältigungsmöglichkeiten sowie die Arbeits- und Berufsanforderungen zurückgeführt werden (Bauer et al., 2003).

Gegenwärtig gibt es keinen Konsensus darüber, welche Herangehensweise sich am besten eignet, um Stress beim Betreuungspersonal in der Behindertenhilfe zu konzeptualisieren. Bislang hat sich weitestgehend die Burnout-Messung im Setting der Behindertenhilfe als Untersuchungsgegenstand etabliert (Hastings, Horne &

Tabelle 1 Kurz-, mittel- und langfristige Stressreaktionen

Ebene	Kurzfristige, aktuelle Reaktionen	Mittel- bis langfristige chronische Reaktionen

physiologisch/ somatisch	- Erhöhte Herzfrequenz/Blutdruck
	- Ausschüttung von Stress-
	  hormonen (Cortisol/Adrenalin)
		- Psychosomatische
		  Beschwerden/Erkrankungen
		  Herz-Kreislauferkrankungen;
		  Erkrankungen des Verdauungs-
		  traktes; Muskel-Skelett-
		  Erkrankungen sowie
		- Störungen des Immunsystems
		- Depression
		- Burnout

psychisch/ kognitiv/ emotional	- Anspannung/Nervosität - Ermüdungs- Monotonie- Sättigungsgefühle - Schlaf- und Essstörungen - Frust /Ärger	

individuelles Verhalten	- Leistungsschwankungen
	- Konzentrationsschwäche
	- Häufigkeit von Fehlhandlungen/
	  Unfällen
	- Schlechte sensomotorische Koordination
	- Ruhelosigkeit/Ungeduld
		- Vermehrter Nikotin-, Alkohol-,
		  Tablettenkonsum
		- Fehlzeiten (Krankheitstage)
		- Innere Kündigung

soziales Verhalten	- Erhöhte Reizbarkeit - Konflikte/Streit - Mobbing und Aggressionen - Isolation/Rückzug	

Quelle: (Udris & Frese, 1999), abgeändert durch die Verfasserin.

Mitchell, 2004). Im nachfolgenden Kapitel werden das Burnout-Syndrom, dessen Ursachen und daraus resultierende Konsequenzen für Beschäftigte in helfenden Berufen ausführlicher vorgestellt. Dabei werden die Begriffe Burnout und emotionale Erschöpfung synonym verwendet.

2.2 Das Burnout-Syndrom in helfenden Berufen

2.2.1 Definition und Erklärungsansatz

Im Folgenden wird das Burnout-Konstrukt unter besonderer Berücksichtigung der helfenden Berufe skizziert. Allgemein betrachtet wird Burnout als ein psychisches Syndrom bezeichnet. Es entsteht als Reaktion auf chronisch andauernden Arbeitsstress (Felton, 1998). Am häufigsten wird in der Literatur der mehrdimensionale Erklärungsansatz von Maslach und Jackson (1981) verwendet. Demnach wird Burnout als ein Syndrom emotionaler Erschöpfung, Depersonalisation und reduzierter persönlicher Leistungsfähigkeit verstanden[3]. Der zentrale Aspekt des Burnout-Syndroms bezieht sich auf die gesteigerte emotionale Erschöpfung der Betroffenen. Bedingt durch Empfindungen wie Hoffnungslosigkeit oder körperlicher Verausgabung sind sie nicht mehr in der Lage anderen Menschen zu helfen. Depersonalisation beschreibt ein Gefühl, bei dem die Betroffenen sich innerlich von den zu betreuenden Leistungsempfängern (Klienten oder Patienten) distanzieren und sie teilweise wie Objekte behandeln. Schließlich beschreibt die dritte Dimension eine reduzierte Leistungsfähigkeit der Betroffenen, d. h. sie erleben einen zunehmenden Mangel an wahrgenommener Kompetenz und Erfolg ihrer Arbeit. Sie fühlen sich nicht mehr in der Lage, den gestellten Ansprüchen zu genügen (Maslach, Schaufeli & Leiter, 2001). Hierbei wird deutlich, dass die Entwicklung von Burnout mit seinen vielfältigen körperlichen, kognitiven, verhaltensorientierten und emotionalen Symptomen als ein schleichender Prozess im arbeitsbezogenen Kontext zu verstehen ist (Korczak, Kister & Huber, 2010).

Faktisch jedoch existiert keine allgemeingültige Definition von Burnout, da hier die Trennschärfe zu anderen Phänomenen (z. B. Depression) fehlt. Aufgrund von vielfältigen und teilweise auch widersprüchlichen Definitionen aus der 30-jährigen Burnout-Forschung kann keine treffende Formulierung des Burnout Begriffs und dessen Konstrukt vorgenommen werden. Burisch (2006) spricht von einem ‚begrifflichen Morast'. Zudem wird Burnout weder in der ICD 10 noch in dem diagnostischen Handbuch psychischer Störungen (DSM IV) als eigenständige Krankheit geführt (Korczak, Kister & Huber, 2010).

---

3 *„Burnout is a syndrome of emotional exhaustion and cynicism that occurs frequently among individuals who do ‚people-work' of some kind"* (Maslach & Jackson, 1981, S.99).

2.2.2 Prävalenz von Burnout

Gegenwärtig sind allgemeingültige Angaben zur Prävalenz von Burnout, sowohl für die Allgemeinbevölkerung als auch für einzelne Berufsgruppen, schwierig zu treffen. Gründe hierfür liegen in den unterschiedlichen Konzeptualisierungen von Burnout, dem Fehlen als eigenständig klassifizierte Krankheit und der heterogenen Verwendung der Messinstrumente (Korczak, Kister & Huber, 2010). Demzufolge kann Burnout nicht systematisch erfasst werden. Eine weitere Schwierigkeit bei der Einschätzung von Burnout-Prävalenzen ergibt sich durch das Fehlen von zugewiesenen und allgemein akzeptierten Cut-Off-Werten.

Insbesondere im Hinblick auf die psychosoziale Situation der Beschäftigten in der Behindertenhilfe in Deutschland wurden bislang wenige Studien durchgeführt und publiziert. Die hier näher aufgeführten Studien basieren überwiegend auf internationalen Forschungen. In einer aktuellen Studie von Kowalski et al. (2010) wurde bei rund 37% der pädagogisch tätigen Mitarbeiter (N=175) in Einrichtungen der Behindertenhilfe in Deutschland eine teilweise erhebliche Burnout-Symptomatik festgestellt. Des Weiteren zeigen Untersuchungen in der Behindertenhilfe, dass schätzungsweise 25% (Robertson et al., 2005) bzw. 32% (Hatton et al., 1999a) der Beschäftigten ein hohes Stressniveau und eine große emotionale Belastung bei der Arbeit erleben. Mutkins und Kollegen (2011) stellen in ihrer Untersuchung fest, dass rund 16% der Beschäftigten stärkere Angstzustände und rund 8% eine erhöhte Depressionssymptomatik aufweisen.

2.2.3 Ursachen von Burnout

In der Literatur über Burnout wird zunehmend deutlich, dass personenbezogene, arbeitsorganisatorische und berufsspezifische Faktoren einen bedeutenden Einfluss auf das psychische Wohlbefinden und die Leistungsfähigkeit des Personals in der Behindertenhilfe haben (Hatton et al., 1999b; Hatton & Emerson, 1998; Kowalski et al., 2010). Unter Berücksichtigung der aktuellen Forschung werden zunächst die im Berufsbild des Helfers verankerten Prädispositionen sowie die für die Behindertenhilfe charakteristischen Umstände dargestellt. Neben diesen Faktoren werden außerdem arbeitsorganisatorische Determinanten von Burnout aufgezählt, die im Setting der Behindertenhilfe aktuell diskutiert werden, wie z. B. Organisationsklima, Arbeitsanforderungen, Handlungsspielraum und soziale Unterstützung.

Beschäftigte in helfenden Berufen

Obwohl das Burnout-Syndrom bei vielen Berufen beobachtet wird, liegt der Forschungsursprung bei Beschäftigten in helfenden Berufen, d. h. bei Personen, die in ihrer Tätigkeit mit Menschen zu tun haben und emotional stark eingebunden sind (Maslach, Schaufeli & Leiter, 2001). Beschäftigte in helfenden Berufen sind zum Teil über viele Jahre hinweg mit den sozialen, psychischen und physischen Problemen ihrer Klienten konfrontiert. Pines et al. (2006, S. 65). haben in jahrelanger Forschung drei klassische Ausgangsbedingungen für das Ausbrennen in helfenden Berufen ermittelt: die Praktiker haben „*... einen Beruf, der sie emotional sehr belastet; sie haben gewisse Persönlichkeitsmerkmale, die sie einen derartigen Beruf wählen ließen; sie haben die gleiche klientenzentrierte Orientierung*". Diese Menschen sind einfühlsam und im besonderen Maße empfindsam für menschliches Leiden (Dom nowski, 2005). Burnout trifft häufig diejenigen, die mehr geben als sie zurückbekommen (Marquard, Runde & Westphal, 1993). In diesem Zusammenhang wird von einer asymmetrischen Beziehung gesprochen. Die Ausrichtung auf die Klienten definiert diese Beziehung und kann sich auf die Helfenden stresshaft auswirken (Pines et al., 2006). Die Komplexität dieser zwischenmenschlichen, asymmetrischen Klienten-Helfer-Beziehung liegt darin, dass die Helfenden die unterschiedlichen Anforderungen, Bedürfnisse und Erwartungen in ihr Handeln professionell integrieren müssen und dabei das Beste auch für sich selbst erwarten sollen (Marquard, Runde & Westphal, 1993).

Herausforderndes Verhalten der Klienten

Eine häufig genannte Arbeitsbelastung in der Behindertenhilfe ist das herausfordernde Verhalten der Klienten. Emerson (2001, S. 3) beschreibt diese Verhaltensform als „*kulturell abnormales Verhalten mit einer solchen Intensität, Frequenz und Dauer, dass die körperliche Sicherheit von Personen wahrscheinlich ernsthaft gefährdet ist. Durch dieses Verhalten kann die Nutzung von Einichtungen der Gemeinschaft erheblich begrenzt bzw. der Zugang zu diesen verweigert werden*"[4]. Dazu zählt er Verhaltensweisen wie z. B. Aggression, Zerstörungswut, Selbstverletzung, oder allgemeine maladaptive Verhaltensmuster.

---

4 „*Culturally abnormal behaviour(s) of such an intensity, frequency or duration that the physical safety of the person or others is likely to be placed in serious jeopardy, or behaviour which is likely to seriously limit use of, or result in the person being denied access to, ordinary community facilities*" (Emerson, 2001, S. 3).

Je nach Studienpopulation und Messung geht man von einer Prävalenz zwischen 10%-50% aus, wobei nur ein geringer Anteil (<5%) schwerwiegende Konsequenzen hat (Hennicke, 2003; Franz et al., 2010; Benson & Brooks, 2008). Es gibt nur wenige empirische Studien, die das herausfordernde Verhalten als Prädiktor für Burnout untersuchen. In einem systematischen Review fanden die Autoren Skirrow und Hatton (2007) widersprüchliche Studienergebnisse. Die Autoren Chung und Corbett (1998) stellten in einer Korrelationsstudie keinen signifikanten Zusammenhang zwischen herausforderndem Verhalten und emotionaler Erschöpfung sowie Stress-belastung des Personals fest. Mutkins und Kollegen (2011) konnten den Zusam-menhang zwischen herausforderndem Verhalten und Burnout ebenfalls nicht bele-gen. Devereux et al. (2009) hingegen zeigten in ihrer Analyse eine positive Bezie-hung mit berufsbezogenen Stressoren in der Behindertenhilfe und emotionaler Erschöpfung auf. In einer Studie von Jenkins et al. (1997) fühlten sich Beschäftigte, die mit besonders verhaltensauffälligen Klienten arbeiteten, häufiger belastet und waren signifikant ängstlicher als diejenigen, die kein oder kaum herausforderndes Verhalten seitens der Klienten erlebten.

Organisationsstruktur

Hatton et al. (1999b) untersuchten in ihrer Studie die Beziehung zwischen Organi-sationskultur (z. B. personalorientierte und leistungsorientierte Führung oder stabile Arbeitsumgebung) und personenbezogenen Outcomes (z. B. subjektiv empfundener Stress oder Arbeitszufriedenheit). Ihre Ergebnisse stützen die Annahme, dass ein Missverhältnis zwischen tatsächlicher und optimaler Organisationskultur mit nega-tiven personenbezogenen Outcomes assoziiert ist. Des Weiteren identifizierten Skirrow und Hatton (2007) in ihrem Review zwei Studien, die einen Zusammenhang zwischen emotionaler Erschöpfung und dem Gefühl geringer Belohnung nachwiesen. Eine weitere Studie belegt, dass eine negative Wahrnehmung der Organisation (z. B. unrealistische Erwartungshaltung der Führung oder Mangel an Partizipation) mit erhöhten Werten in der Dimension emotionale Erschöpfung einhergeht (Blumenthal, Lavender & Hewson, 1998).

Arbeitsanforderungen

Mehrere durchgeführte Untersuchungen in Sozialeinrichtungen zeigen konsis-tente Ergebnisse hinsichtlich der Beziehung zwischen hoher Arbeitsbelastung und erhöhter emotionaler Erschöpfung bzw. allgemeinem Stressempfinden (Lasalvia et al., 2009; Kowalski et al., 2010; Gray-Stanley et al., 2010). Weitere Ursachen für emotionale Erschöpfung können in den ungünstigen und familienunfreundlichen Arbeitszeiten wie Nacht-, Schicht-, Wochenend-, Feiertags- und Bereitschaftsdiensten liegen (Domnowski, 2005). Dieser Anforderungsaspekt fand bis jetzt wenig Beachtung in der Literatur zur Behindertenhilfe. In einer Studie wird aufgezeigt, dass der Konflikt zwischen Arbeit und Privatleben mit einer höheren Stressbelastung beim Betreuungspersonal assoziiert ist (Hatton et al., 1999a). Die Vereinbarkeit von Familie und Beruf wird dadurch erheblich erschwert und wirkt sich negativ auf das allgemeine Wohlbefinden aus. Kausale Schlüsse mit Burnout konnten bisher für diese Berufsgruppe nicht abgeleitet werden.

Handlungsspielraum

In Übereinstimmung mit der Job-Demand-Control-Theorie von Karasek (1979) ist die Kontrolle und Einflussnahme bei der Arbeit eine wesentliche Ressource und steht in einem negativen Zusammenhang mit Burnout (Lasalvia et al., 2009; Kowalski et al., 2010; Dollard et al., 2000). Personen, die kein Mitbestimmungsrecht in Entscheidungsprozessen haben, fühlen sich in Ihrer Freiheit beschränkt. Ein hoher Handlungsspielraum steht außerdem im Zusammenhang mit höherer Arbeitsunzufriedenheit (Dyer & Quine, 1998).

Soziale Unterstützung

Zahlreiche Studien in der Behindertenhilfe beschäftigen sich mit dem Aspekt der wahrgenommenen sozialen Unterstützung. Ergebnis ist, dass der sozialen Unterstützung insbesondere bei der Arbeit mit behinderten Menschen eine große Bedeutung zukommt (Dyer & Quine, 1998; Devereux, Hastings & Noone, 2009; Innstrand, Espnes & Mykletun, 2002). Die Wahrnehmung sozialer Unterstützung seitens der Kollegen und Vorgesetzten bei den Beschäftigten steht im Zusammenhang mit reduziertem Stress und Burnout (Skirrow & Hatton, 2007; Dyer & Quine, 1998). Besondere Bedeutung kommt der Unterstützung durch den Vorgesetzten zu. Ito et al. (1999) und Gibson et al. (2009) zeigten in ihren Untersuchungen, dass bei den Beschäftigten, die in der Lage waren, mit der bzw. dem Vorgesetzten über arbeitsbezogene und private Probleme zu sprechen, die Burnout-Werte geringer ausfielen. Hatton und Emerson (1998) wiesen in ihrer Untersuchung nach, dass eine praktische Unterstützung seitens der Vorgesetzten ein entscheidender Faktor für die Mitarbeiterfluktuation (nach 3 Jahren) ist.

In Übereinstimmung mit dem Job-Demand-Control-Support-Modell belegten Autoren mehrerer Studien einen Interaktionseffekt zwischen Anforderungen und sozialer Unterstützung in Bezug auf Burnout, d. h. die soziale Unterstützung fungiert als ein Puffer, der den Zusammenhang zwischen Belastung und Beanspruchung schwächt bzw. moderiert. Die soziale Unterstützung ist vor allem dann bedeutend, wenn die Belastungen bei der Arbeit hoch sind (Dyer & Quine, 1998; Gray-Stanley et al., 2010; Mutkins, Brown & Thorsteinsson, 2011). Andere Studien wiederum replizierten diese Ergebnisse zu Interaktionseffekten zwischen sozialer Unterstützung und Arbeitsanforderungen nicht (Gibson, Grey & Hastings, 2009; Devereux et al., 2009).

2.2.4 Folgen von Burnout

Burnout kann weitreichende Konsequenzen sowohl für die Betroffenen als auch für die Organisation nach sich ziehen. Burnout steht in Zusammenhang mit dem verstärkten Wunsch, den Arbeitsplatz aufzugeben, der Arbeitsplatzfluktuation sowie mit einer Zunahme der Fehltage (Borritz et al., 2006b; Hatton & Emerson, 1998). Maslach et al. (2001) bestätigen, dass von Burnout Betroffene häufiger eine verminderte Arbeitszufriedenheit und Leistungsfähigkeit sowie ein vermindertes Engagement aufweisen. Nicht selten beeinflussen sie das Arbeitsklima, die Mitarbeitermoral sowie die Produktivität im Unternehmen negativ. Im Bereich der Behindertenhilfe zeigt sich, dass Stress und emotionale Erschöpfung einen wesentlichen Einfluss auf die Qualität der Arbeit haben. Gestresste Mitarbeiter beteiligen sich seltener an positiven Interaktionen mit den Klienten und zeigen insgesamt weniger Engagement in den täglichen Pflegetätigkeiten (Rose, Jones & Fletcher, 1998; Hastings, 2002). Bis jetzt wurden Hinweise aber keine kausalen Beziehungen gefunden, die belegen, dass hohe Depersonalisationswerte in Zusammenhang mit überreizten bzw. emotionalen Reaktionen auf herausforderndes Verhalten der Klienten stehen (Skirrow & Hatton, 2007).

Leppin (2007) hält Burnout für einen wesentlichen Risikofaktor für die Entwicklung psychischer Erkrankungen. Wie der Mediziner von Känel (2008) beschreibt, steigt mit zunehmendem Schweregrad des Burnouts die Wahrscheinlichkeit einer gleichzeitigen Depression. Aktuelle Untersuchungen in der Behindertenhilfe bestätigen diese Zusammenhänge (Gray-Stanley et al., 2010; Gray-Stanley & Muramatsu, 2011). Des Weiteren zeigt die allgemeine Literatur, dass von Burnout Betroffene häufiger an Schlafstörungen und chronischen Schmerzen ohne Befund leiden (Bauer et al., 2003). Mit dem Schweregrad des Burnouts nimmt die Prävalenz körperlicher Erkrankungen zu. In einer Populationsstudie an der finnischen Erwerbsbevölkerung fanden Honkonen et al. (2006) heraus, dass Burnout ein entscheidender Faktor für kardiovaskuläre Erkrankungen bei Männern (OR 1,4 95%CI 1,1-1,6) und muskulo-skelettale Erkrankungen bei Frauen (OR 1,2 95%CI 1,1-1,4) ist. Die Beschwerden ver-stärkten sich mit zunehmender Schwere von Burnout in allen drei Maslach Burnout Invetory (MBI) Dimensionen (Maslach & Jackson, 1981).

2.3 Rahmenbedingungen und Entwicklungen in der Behindertenhilfe

Ausgehend von systematisierenden Beobachtungen können die Ursachen für psychische Belastungen nicht nur in individuenbezogenen oder arbeits- und organisationsbezogenen Faktoren liegen, sondern ebenso durch historische, kulturelle oder gesellschaftliche Veränderungen geprägt sein. Pfennighaus (2000) unterscheidet zwischen den allgemeinen Gegebenheiten, die in der heutigen Gesellschaft für alle Tätigkeiten zutreffen und spezifischen Bedingungen, die für bestimmte Berufszweige prägend sind. Im Hinblick auf die gravierenden Umstrukturierungen und die soziodemografischen Veränderungen in der Behindertenhilfe wird im Folgenden ein kurzer Überblick zu den Rahmenbedingungen und Entwicklungen in diesem Sektor gegeben.

2.3.1 Situation und Rahmenbedingungen

Insgesamt leben in Deutschland etwa 8,7 Millionen Menschen mit einer anerkannten Behinderung, von denen rund 25% mit einer Schwerstbehinderung von GdB 100%[5] eingestuft sind. Von 1999 bis 2009 stieg die Gesamtzahl der Menschen mit einer anerkannten Behinderung um 7% und im selben Zeitraum nahm die Anzahl der zu 100% behinderten Menschen um 8% zu (Wellnitz et al., 2011). In Deutschland leben circa 264.000 Menschen mit einer geistigen Behinderung, von denen jede zweite angeboren ist. Mehr als die Hälfte der geistigen Behinderungen ist so schwer, dass sie mit einem GdB von 100 eingestuft wird (Köhncke, 2009).

Die Sozialarbeit/Sozialpädagogik in Deutschland wird vorwiegend über nicht staatliche Organisationen der freien Wohlfahrtspflege umgesetzt. Für die Finanzierung der Behindertenhilfe in Deutschland gibt es keine einheitliche Grundlage (Dahme, Schütter & Wohlfahrt, 2008). Abgerechnet werden die Angebote über Leistungen nach den §§53-60 des SGB XII, der Pflegeversicherung SGB XI, des Arbeitsförderungsgesetzes SGB III, des Gesetzes zur Rehabilitation und Teilhabe behinderter Menschen SGB IX und über verschiedene Gesundheits- und Rehabilitationsleistungen (u.a. SGB V und SGB VII; Dahme, Schütter & Wohlfahrt, 2008). Mit dem Inkrafttreten des SGB IX zur Teilhabe am Leben der Gesellschaft befindet sich

---

[5] Bei der amtsärztlichen Untersuchung stellt der Arzt einen „Grad der Behinderung" (GdB) zwischen 20 und 100 fest. Ab einem GdB von 50 gilt eine Person als ‚schwerbehindert'. Bei einem GdB unter 50 als ‚behindert'.

das gesamte Rehabilitationssystem der Behindertenhilfe im Umbruch. Demnach richtet sich die Unterstützung vorwiegend auf die von der Behinderung betroffenen Personen und nicht mehr auf die Institutionen[6] (Bosse 2006, zit. nach Driller, 2008).

Die ambulanten, stationären und teilstationären Wohnformen für Menschen mit Behinderung haben sich in den vergangenen Jahren stark ausdifferenziert. Ambulante Assistenz, wie Pflege und Beratung, gibt es für die in Privathaushalten lebenden Behinderten. Hingegen ist die Differenzierung stationärer Formen aufgrund der Wohnformenvielfalt schwieriger und gesetzlich nicht einheitlich definiert bzw. geregelt. Grundsätzlich unterscheidet man zwischen Wohnstätten, Wohnheimen und daran angegliederte kleinere Formen des Gruppenwohnens (Außenwohngruppen oder Wohngruppenverbunde). Unter dem Begriff Wohnstätten werden Einrichtungen ohne Tagesstruktur verstanden (diese richten sich vorrangig an Beschäftigte in Werkstätten für Menschen mit Behinderung). Wohnheime hingegen sind Einrichtungen mit internen Tagesstrukturen, die Freizeitaktivitäten sowie die Förderung lebenspraktischer Kompetenzen umfassen. Nach Angaben der Länder gab es im Jahr 2003 insgesamt etwa 5.100 stationäre Einrichtungen mit nahezu 179.000 Plätzen in der Behindertenhilfe (BMFSFJ, 2006).

2.3.2 Entwicklungen und Perspektivenwandel

Demografischer Wandel

Bei der Betrachtung der demografischen Entwicklung in Deutschland zeichnet sich zum ersten Mal eine Generation von älteren Menschen mit geistiger Behinderung ab[7]. Im Zeitraum von 2000 bis 2004 ist die Anzahl der älteren Menschen mit Behinderung deutlich gestiegen. Das Durchschnittsalter hat sich in stationären Einrichtungen im selben Zeitraum um 2,2 Jahre erhöht (von 38,9 auf 41,1 Jahre).

---

[6] Im Rahmen des Bundessozialhilfegesetzes ist die Eingliederungshilfe die Hauptfinanzierungsquelle für Unterstützungsmaßnahmen und Leistungsangebote (Aselmeier, 2008). Die Eingliederungshilfe für Menschen mit Behinderungen wird über SGB XII §§ 53-60 gesetzlich geregelt und stellt damit den größten Betrag unter den Hilfearten der Sozialhilfe in Deutschland dar. Im Jahr 2009 wurden durch die Träger für Eingliederungshilfe rund 13,3 Milliarden Euro aufgewendet. Leistungen nach SGB XII erhielten somit 64% der Menschen mit Behinderung, von denen 69% Eingliederungshilfe innerhalb von Einrichtungen bekamen. Zwischen 2000 und 2009 nahm der Anteil der Empfänger um 12% zu (Wellnitz et al., 2011).

[7] Zur Zeit des Nationalsozialismus wurden mehr als 120.000 Menschen mit geistiger und psychischer Behinderung im Zuge der nationalsozialistischen Rassenhygiene ermordet. Nur Kinder, die bei ihren Eltern blieben oder versteckt wurden haben diese Zeit überlebt und bekamen die Chance alt zu werden. Demnach sind die Geburtsjahre vor 1945 in Deutschland kaum noch vertreten (Haveman & Stöppler, 2004).

Zwischen 2005 und 2009 ist eine stetige Zunahme der Empfänger von Eingliederungshilfe in allen Altersgruppen zu verzeichnen. Vor allem aber zeigt sich eine deutliche Zunahme der Inanspruchnahme in den Altersgruppen der 40 bis 65-Jährigen um 34% und der Gruppe der 65-Jährigen und Älteren um rund 28% (Wellnitz et al., 2011). Diese Steigerung verläuft parallel zur demographischen Entwicklung in der Allgemeinbevölkerung (BMFSFJ, 2006).

Obwohl der biologische Alterungsprozess bei Menschen mit geistiger Behinderung nicht anders verläuft als bei Menschen ohne Behinderung, treten bei ihnen im Alter höhere Krankheitsrisiken auf. Dies gilt vor allem für chronische Erkrankungen (Haveman & Stöppler, 2004). Besonders hervorzuheben ist das erhöhte Risiko für Altersdemenz bei Menschen mit geistiger Behinderung. Im Alter zwischen 50 und 60 Jahren weisen nahezu 42% von diesen Demenz-Symptome auf; bei über 60-Jährigen sind es bereits 56% (Köhncke, 2009). Der Anteil von Menschen mit höherem Assistenzbedarf nimmt zu, ebenso wie die Pflegeintensität (insbesondere aufgrund der altersbedingten Demenzerkrankung; Driller et al., 2008). Daraus resultieren veränderte Anforderungen bei der Versorgung. Zur Verbesserung der Lebensqualität älter werdender Menschen mit geistiger Behinderung werden somit pflegerische und gerontologische Fachkompetenzen des betreuenden Personals immer wichtiger. Neben der schwerpunktmäßigen pädagogischen Förderung erweitert sich das fachliche Spektrum hin zu vermehrter psychosozialer und therapeutischer Betreuung im Alltag. Die dafür notwendigen personellen und zeitlichen Ressourcen sind allerdings begrenzt (Haveman & Stöppler, 2004). Fehlen zudem wichtige Bezugspersonen aus Familie (z. B. bedingt durch das hohe Alter der Eltern) oder Freundeskreis, wird von den Betreuern zusätzlich erwartet, die Wünsche und Bedürfnisse nach Vertraulichkeit und Geborgenheit zu kompensieren (Köhncke, 2009).

Anforderungen an Sozialeinrichtungen

In Zeiten knapper finanzieller und personeller Ressourcen müssen Sozialeinrichtungen in einer wettbewerbs- und marktorientierten Umwelt zunehmend optimal agieren. Die Arbeit von Sozialeinrichtungen ist komplex und konfliktbeladen. Schulz-Nieswandt (2007) weist auf mehrere Anforderungen hin, die aus dem Versorgungsauftrag und den unterschiedlichen Stakeholdern (Klienten, Angehörige und Mitarbeiter) resultieren.

Die angebotenen Dienstleistungen orientieren sich zunehmend an den Kompetenzen und Wünschen der Menschen mit Behinderung. Für die Sozialeinrichtungen bedeutet dies ein verändertes Betreuungsprofil[8]. Das pädagogisch tätige Personal soll dem Klienten beratend zur Seite stehen und erst nach Aufforderung intervenierend tätig werden (Schulz-Nieswandt, 2007). Im Sinne des Empowerments sollen die Betreuer die Klienten so sein lassen, wie diese sind; das heißt, sie sollen nicht versuchen, diese zu ‚erziehen' sondern in ihrer Autonomie und Selbstbestimmung stärken (Wacker, 1998, zit. nach Driller et al., 2009). In Bezug auf die Qualitätsdebatte in der Behindertenhilfe argumentiert Schulz-Nieswandt (2007) damit, dass neben den harten klinischen Parametern die Lebensqualität und Zufriedenheit der betroffenen Personenkreise bzw. Nutzerkreise von Sozialeinrichtungen stärker in den Blick rücken sollten. Der Autor schlussfolgert, dass Angehörige bzw. die sozialen Netze zunehmend an der Erstellung und der Gestaltung sozialer Dienste bzw. Produkte in vielen Lebensbereichen beteiligt werden sollten. Schließlich sind Sozialeinrichtungen aufgefordert, das eigene Personal als Stakeholder und somit als eine der wichtigsten Ressourcen im Unternehmen zu begreifen (Schulz-Nieswandt, 2007). Eine nachhaltige und innovative Unternehmenskultur soll die betriebliche und personelle Wertschöpfung steigern, z. B. durch Anreizgestaltung oder emotionale Bindung an das Unternehmen (Friedrich, 2009).

Zusammenfassend kann festgehalten werden, dass die Rahmenbedingungen und Entwicklungen in der Behindertenhilfe wesentlich zum veränderten Grundverhältnis zwischen Helfern und Klienten beitragen. Wie Marquard und Kollegen (1993) schildern, liegen die Ursachen für psychische Belastungen und Beanspruchungen in der veränderten Sensibilität vieler Beschäftigten gegenüber den Klienten. Durch den Abbau administrativ-hierarchischer Organisationsstrukturen und bevormundender Betreuungskonzepte wird die über Jahre bestehende relative Handlungssicherheit und klare Rollenzuschreibung gegenüber den Klienten zunehmend verändert. Der Helfende muss immer häufiger mit dem Klienten und der Organisation aushandeln, was im Betreuungsprozess geschehen soll.

---

8 Im sozialen Sektor der Behindertenhilfe waren die vergangenen 70 Jahre von einem tiefgehenden Perspektivenwandel geprägt: weg von paternalistischer Fürsorge hin zu einer sozialen Teilhabe und Selbstbestimmung der Menschen mit Behinderungen. Insbesondere die pädagogisch-professionelle Orientierung innerhalb der Behindertenhilfe führte zu einem veränderten Grundverständnis der Fürsorgearbeit (Driller et al., 2009). Den Menschen mit Behinderung soll ein Höchstmaß an Entscheidung und Verantwortung ermöglicht werden. Ohne bevormundende Fachlichkeit und ohne institutionalisierte Zwänge sollen Menschen mit Behinderung individuell oder mit Hilfe ein selbstbestimmtes Leben führen dürfen (Bosse, 2006, zit. nach Driller et al., 2008).

Aufgrund der Umstrukturierung des Rehabilitationssystems und der soziodemografischen Entwicklung in Deutschland wird in den kommenden Jahren die Betreuungs- und Versorgungsform in der Behindertenhilfe von entscheidenden, fortlaufenden Umwälzungen gekennzeichnet sein. Vor dem Hintergrund der demografischen Entwicklung soll vor allem der Ausbau ambulanter Wohnangebote angestrebt bzw. der Ausbau stationärer Hilfen zumindest gebremst werden. Bereits heute wird im Rahmen des Umsetzungsprozesses die Weiterentwicklung ambulanter gemeinwesenintegrierter Unterstützungsleistungen vorangetrieben. Mit dieser Dezentralisierung der Wohnformen wird versucht, den zu erwartenden Kostenanstieg für Leistungen in der Behindertenhilfe zu vermindern oder zumindest zu regulieren (Aselmeier, 2008).

2.4 Darstellung des Job-Demand-Control-Support-Modells

Theoretische Modelle eignen sich zur Konzeption relevanter psychosozialer Belastungskonstellationen. Dabei kann der Blick auf wesentliche Dimensionen dieser Konstellationen gerichtet und daraus empirische Hypothesen abgeleitet werden. Es gibt verschiedene theoretische Ansätze zur Konzeption und Messung von psychischen Belastungen im Berufsleben. Auf das Job-Demand-Control-Support-Modell aus der medizinsoziologischen Arbeitsbelastungsforschung wird hier näher eingegangen (Karasek, 1979; Karasek & Theorell, 1990). Dieses Modell diente unter anderem als theoretische Grundlage für die Erstellung des COPSOQ-Instruments. Die dem Modell zugrundeliegenden Dimensionen berufsbedingter Beanspruchungen werden ausführlicher beschrieben und unterschieden. Unter Berücksichtigung der im Modell verankerten Dimensionen werden schließlich entsprechende Fragestellungen und Hypothesen für diese Untersuchung abgeleitet.

Das Modell prognostiziert stressbedingte Risiken im Arbeitsumfeld. Folglich liegt die Entstehung von Stress weniger in den persönlichen Eigenschaften des Individuums oder der Demografie, sondern eher in den strukturellen und sozialen Aspekten der Arbeit. Ausgehend vom Job-Demand-Control-Modell wird die Entstehung von psychischen Belastungen beim Individuum durch das Zusammenwirken von hohen Arbeitsanforderungen und geringem Handlungsspielraum begünstigt. Die Kombination der Belastungsaspekte im Ursprungsmodell ist ebenfalls assoziiert mit einer geringen Arbeitszufriedenheit (Karasek, 1979). In diesem Kontext ist der Einfluss sozialer Unterstützung durch Vorgesetzte und Kollegen bedeutend. Kommt zu der Kombination von hohen psychischen Anforderungen und geringem Entscheidungsspielraum ein weiterer ungünstiger Faktor wie geringe soziale Unterstützung hinzu, bezeichnen die Autoren diese Bedingungskonstellation als ,Iso-Strain' (Johnson, 1986, zit. nach Karasek & Theorell, 1990).

Das Modell von Karasek versucht, das Zusammenwirken von Stressoren und Ressourcen bei der Arbeit zu erklären. Vor dem Hintergrund des handlungsregulationstheoretischen[9] Ansatzes wird davon ausgegangen, dass unter behindernden

---

[9] Handlungstheorien gehen davon aus, dass der Mensch aktiv auf seine Umwelt einwirkt. Er ist ein autonomes Wesen, das sich selbst Ziele setzt. Handlungen sind entsprechende Mittel zur Erreichung dieser Ziele. Somit beschäftigen sich handlungsregulatorische Modelle mit der Entwicklung eines flexiblen Handlungskonzeptes sowie dessen Steuerung (Edelmann, 2000).

Faktoren die Stressoren bzw. unter unterstützenden Faktoren die Ressourcen verstanden werden (Zapf & Semmer, 2004).

Stressoren im Job-Demand-Control-Support-Modell

Im Allgemeinen handelt es sich bei den Stressoren um Faktoren, die mit erhöhter
Wahrscheinlichkeit eine Stressreaktion beim Individuum auslösen können (Zapf &
Semmer, 2004). Die im Modell verankerten Anforderungen werden im Folgenden
näher erläutert.

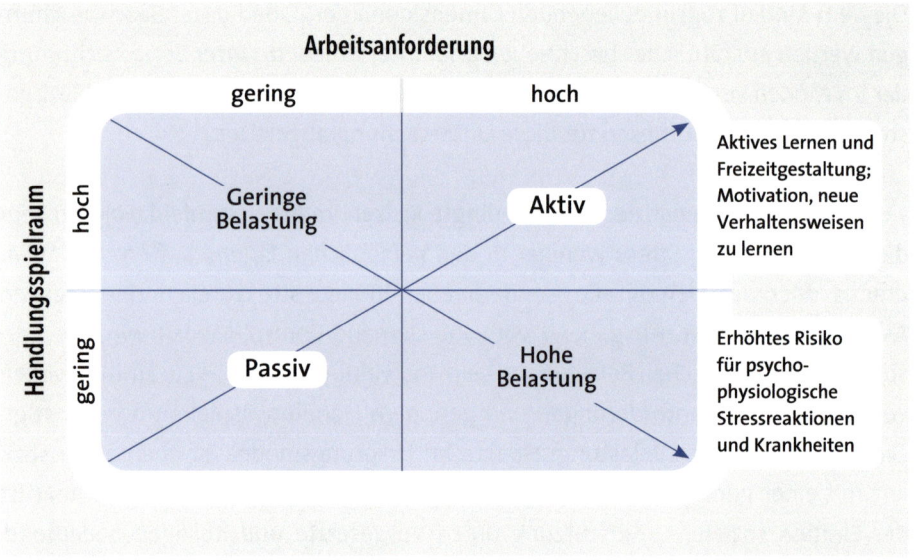

Abbildung 1 Das Anforderungs-Kontroll-Modell von Karasek und Theorell (1990, S. 32).

■ *Psychische Arbeitsanforderungen*

Unter Anforderungen werden häufig im Arbeitsumfeld enthaltene Reize verstanden, die unabdingbar Aufmerksamkeit und Reaktion vom Individuum erfordern.
Anforderungen sind „... *Dinge, die getan werden müssen"* (Jones & Fletcher, 1996,
S. 34). Die körperlichen, psychischen, sozialen und organisatorischen Aspekte der
Arbeit erfordern vom Individuum bis zu einem gewissen Grad kognitive, körperliche und emotionale Bemühungen. Obwohl Arbeitsanforderungen nicht zwingend
negativ sind, können sie zu Stressoren werden, wenn die Bewältigung dieser Anforderungen mit hoher Anstrengung verbunden ist. Damit sind negative Folgen wie

z. B. Burnout, Angstzustände oder auch Depression gemeint (Schaufeli & Bakker, 2004). Gemäß dem Anforderungs-Belastungs-Konzept werden unter psychischen Anforderungen alle Arbeitsbedingungen verstanden, die ein Lernen durch die Arbeitsaufgabe ermöglichen. Unter psychischen Belastungen sind aufgabenbezogene Beeinträchtigungen zu verstehen. Konzeptionell sind diese beiden Aspekte voneinander unabhängig. Anforderungen sind gesundheitsförderlich, wenn im Arbeitsprozess keine Hindernisse auftreten. Belastungen führen jedoch zu Gesundheitsbeeinträchtigungen, wenn die Leistungsvoraussetzung des Individuums auf Dauer überfordert wird (Leitner, 1999 zit. nach Steinmetz, 2006).

In dem Modell von Karasek ist die Rede von psychological job demands. Dazu zählen Zeitdruck, sehr schnelles Arbeiten, Arbeitsmenge, Beeinträchtigung des Privat- bzw. Familienlebens sowie widersprülliche Arbeitsanforderungen (Karasek et al., 1998; Oesterreich, 1999). Zu psychischen Stressoren, die insbesondere in einem starken und konsistenten Zusammenhang mit der Burnout-Dimension emotionale Erschöpfung stehen, zählen vor allem ein hohes Arbeitspensum und Zeitdruck bei der Arbeit (Maslach, Schaufeli & Leiter, 2001).

Karasek (1979) weist jedoch darauf hin, dass neben den häufig untersuchten unabhängigen Variablen auch die unterschiedlichen Arbeitsbedingungen mitberücksichtig werden müssten. Demnach können die Stressoren je nach beruflicher Situation und Hintergrund differieren. Stressoren wie unvorhergesehene Arbeitsaufgaben, arbeitsbezogene persönliche Konflikte oder auch Arbeitsplatzunsicherheit können ebenfalls der Dimension Arbeitsanforderungen zugeordnet werden.

Anforderungen durch Emotionsarbeit

Wie bereits in vorangegangenen Kapiteln beschrieben, verbringen Beschäftigte in helfenden Berufen einen Großteil ihrer Zeit in der unmittelbaren Interaktion mit den Klienten, Patienten, Bewohnern oder deren Angehörigen. Daraus ergibt sich eine weitere Anforderung. Im Dienstleistungssektor wie der Behindertenhilfe ist eine starke Klientenorientierung und Klientenzufriedenheit entscheidend, woraus sich hohe Ansprüche an die Beschäftigten ergeben. Von ihnen wird erwartet, dass sie ihre Emotionen gegenüber den Klienten und im Umgang mit schwierigen Situationen regulieren können. In diesem Kontext wird häufig das von Hochschild geprägte Konzept der Emotionsarbeit erwähnt. Damit ist eine Arbeitstätigkeit gemeint, bei der ein Management der eigenen Gefühle erforderlich ist. Es wird verlangt, unabhängig von den eigenen Empfindungen, ein bestimmtes Gefühl nach außen zum Ausdruck (mit Mimik, Gestik und Stimme) zu bringen. Besteht ein Widerspruch zwischen den von der Organisation geforderten Gefühlsdarstellungen und den tatsächlichen Gefühlen, entsteht eine emotionale Dissonanz (Hochschild, 1990, zit. nach Zapf & Semmer, 2004). Hohe emotionale Anforderungen wurden von Anfang an als grundlegend für die Entwicklung von Burnout in helfenden Berufen betrachtet. Dennoch wurde zu Beginn der Burnout-Forschung intensiv mit den weitverbreiteten, arbeitsbedingten Stressoren (hohes Arbeitspensum, hoher Zeitdruck und Rollenkonflikte) gearbeitet, da diese viel stärker mit Burnout korrelierten als klientenspezifische Variablen (Maslach, Schaufeli & Leiter, 2001). Aktuelle Untersuchungen richten ihren Blickwinkel zunehmend auf die die Emotionsarbeit betreffenden Variablen. Laut Zapf et al. (2001) wird durch diese klientenspezifischen Variablen eine zusätzliche Varianz in den Burnout-Scores erklärt.

Anforderungen hinsichtlich der Vereinbarkeit von Privatleben und Beruf

Ein weiterer Aspekt der Arbeitsanforderung entsteht aus dem Konflikt zwischen Privatleben und Beruf. Es wird definiert als eine Form von Rollenkonflikt, bei dem die allgemeinen Anforderungen, wie Zeitaufwand und arbeitsbedingte Belastungen die familienbezogenen Belange beeinträchtigen[10] (Netenmeyer, McMurrian & Bole, 1996). Die einzunehmenden Rollen bei der Arbeit und in der Familie sind somit schwer bzw. nicht miteinander vereinbar. Beschäftigte müssen die Arbeitszeit zunehmend eigenverantwortlich regulieren, getroffene Leistungsvorgaben einhalten und Engpässe in der Personaldecke durch flexible Mehrarbeit ausgleichen. Durch die flexiblen Arbeitszeiten und betrieblich bedingten Schwankungen des täglichen bzw. wöchentlichen Arbeitsvolumens kann ein Planungsverlust sowohl für berufliche als auch für private Zeitverwendung entstehen. Besonders betroffen sind von dieser Flexibilisierung der Arbeitszeiten Eltern mit kleinen Kindern (Deutscher Bundestag, 2006).

---

[10] „Work-Family-Conflict (WFC) is an interrole conflict in which the general demands of, time devoted to, and strain created by the job interfere with performing family-related responsibilities or other obligations in one's personal life" (Netenmeyer, McMurrian & Bole, 1996, S. 401).

Ressourcen im Job-Demand-Control-Support-Modell

Ressourcen dienen im Stressprozess dazu, auftretende Stressoren zu vermeiden und deren Ausprägung oder Wirkung zu verringern (Zapf & Semmer, 2004). Im Folgenden werden die im Modell verankerten Ressourcen Handlungsspielraum und soziale Unterstützung näher erläutert.

■ *Kontrolle (Handlungsspielraum)*

Unter Kontrolle versteht man einen Oberbegriff, der verwandte Begriffe wie Handlungs- und Entscheidungsspielraum, Autonomie, Partizipation oder Freiheitsgrad umfasst. Im Zusammenhang der Interaktion zwischen Arbeit und Stress hat sich in vielen Untersuchungen erwiesen, dass Kontrolle als eine Art Ressource fungiert. Kontrolle bei der Arbeit bezieht sich in der Regel auf die unmittelbare Tätigkeit, wofür im Deutschen gemeinhin der Begriff Handlungsspielraum (job decision latitude) verwendet wird (Zapf & Semmer, 2004). Ulich (2005) setzt den Handlungsspielraum mit dem Begriff Tätigkeitsspielraum gleich. Er beschreibt ein mehrdimensionales Konstrukt, das sich aus Handlungs-, Gestaltungs- und Entscheidungsspielraum zusammensetzt. Laut Karasek (1979) kann ein zunehmender Handlungsspielraum die Folgen negativer Beanspruchung abmildern und gleichzeitig die Entwicklung individueller Handlungskompetenz fördern. Den Handlungsspielraum definiert er als das Potenzial einer Person über die Aufgaben und das eigene Tun bei der Arbeit die Kontrolle zu übernehmen. An dieser Stelle führt er zwei entscheidende Aspekte auf: Ermessensspielraum und Entscheidungskompetenz. Zudem schlägt er für weitere Forschungszwecke eine differenzierte Betrachtung des Handlungsspielraums vor, indem auch organisationsbezogene Aufgaben und Strategien, zeitliche Organisation, Mitteleinsatz sowie Verfahrenswahl berücksichtig werden.

■ *Soziale Unterstützung*

Eine bedeutsame und häufig untersuchte Ressource im Stressprozess stellt die soziale Unterstützung dar. Laut der Definition von Cobb (1976, zit. nach Zapf & Semmer, 2004) liegt dann eine soziale Unterstützung vor, wenn Personen davon überzeugt sind, dass andere sie lieben und sich um sie kümmern (emotionale Unterstützung), dass andere sie respektieren und wertschätzen (affirmative Unterstützung) und dass sie Teil eines Netzwerkes von Kommunikation und gegenseitiger Unterstützung sind.

In der Literatur findet sich häufig die sogenannte ‚Pufferhypothese', bei der die soziale Unterstützung die Beziehung zwischen Arbeitsstressoren und Burnout moderiert[11] (Dyer & Quine, 1998; Gray-Stanley et al., 2010; Mutkins, Brown & Thorsteinsson, 2011). Andere Studien bestätigen die Pufferhypothese allerdings nicht (Gibson, Grey & Hastings, 2009; Devereux et al., 2009). Diese Beziehung ist dann stark wenn die soziale Unterstützung gering ist. Anderseits ist die beobachtete Beziehung schwach, wenn die soziale Unterstützung sehr hoch ist. Studien mit diesen Hypothesen haben die Schwierigkeit, eine konkrete Aussage zu treffen. Unklar ist, ob dies an den methodischen oder an den theoretischen Herangehensweisen liegt (Maslach, Schaufeli & Leiter, 2001).

Die wesentliche Aussage des Modells liegt darin, dass Beschäftigungen mit hohen Arbeitsanforderungen, geringen Handlungsmöglichkeiten und geringer sozialer Unterstützung die Mitarbeiter höchsten Stressrisiken aussetzen. Trotz der vielfältigen Kritik an diesem Modell handelt es sich um eine Pionierarbeit von Karasek, die zu einer Vielzahl von Studien zu Interaktionseffekten zwischen Stressoren und Ressourcen im arbeitsbezogenem Kontext geführt hat (de Jonge & Kompier, 1997; van der Doef, & Maes, 1999).

---

[11] Eine Moderator-Variable (z. B. Level der sozialen Unterstützung) beeinflusst die Richtung und Stärke der Beziehung zwischen der Prädiktorvariable und der Zielvariable. Im Idealfall sollte die Moderator-Variable weder mit dem Prädiktor noch mit der Zielvariable korrelieren. (Baron & Kenny, 1986).

2.5 Hypothesenbildung

Aus den vorangegangenen Kapiteln geht hervor, dass hohe psychosoziale Anforderungen bei der Arbeit zu Burnout bzw. emotionaler Erschöpfung bei Beschäftigten in helfenden Berufen führen können und Faktoren wie Handlungsspielraum und soziale Unterstützung – insbesondere seitens der Vorgesetzten – diese Beziehung wesentlich positiv beeinflussen können.

Das Ziel der vorliegenden Arbeit ist es, die Arbeitsituation in der Behindertenhilfe im Ansatz zu beschreiben und am Beispiel der Beschäftigten in der Behindertenhilfe mögliche Zusammenhänge zwischen Belastungen/Stressoren, Ressourcen und Belastungsfolgen auf der Basis des Job-Demand-Control-Support-Modells zu analysieren. Burnout wird in dieser Untersuchung als Zielvariable (Belastungsfolge) untersucht. Die zuvor skizzierten Aspekte werden im Analysemodell als Einflussvariablen auf Burnout untersucht. Belastungen werden durch die Dimension Anforderungen (Job Demands) gemessen (vgl. Abbildung 2). Diese Dimension wird durch vier Skalen abgebildet: (1) quantitative Arbeitsanforderungen, (2) emotionale Anforderungen, (3) Anforderungen, Emotionen zu verbergen und (4) Work-Privacy-Conflict. Ressourcen (Control) werden mit den Skalen (1) Einfluss bei der Arbeit und (2) Entscheidungsspielraum gemessen. Eine weitere Ressource ist die soziale Unterstützung (Support), die mit der gleichnamigen Skala erfasst wird. Diese misst sowohl Unterstützung seitens der Vorgesetzten als auch der Kollegen.

Die Analyse soll dabei folgende Fragestellungen beantworten:

1. Gibt es einen Zusammenhang zwischen den einzelnen Anforderungen bei der Arbeit und Burnout?
2. Gibt es einen Zusammenhang zwischen Handlungsspielraum und Burnout?
3. Gibt es einen Zusammenhang zwischen sozialer Unterstützung und Burnout? Fällt die soziale Unterstützung seitens der Vorgesetzten mehr ins Gewicht als die Unterstützung von Kollegen?
4. Wie gut können die psychosozialen Belastungen und Ressourcen in ihrer Gesamtheit das definierte Modell abbilden und Burnout vorhersagen? Gibt es Wechselwirkungen zwischen Belastungen und Ressourcen und wie wirken sich diese auf Burnout aus?

Es werden folgende Zusammenhänge anhand von Hypothesen untersucht:

1. Mit zunehmenden Arbeitsanforderungen (gemessen durch quantitative, emotionale Anforderungen, Anforderungen, Emotionen zu verbergen sowie durch Konflikt hinsichtlich der Vereinbarkeit von Privatleben und Beruf) steigt die Wahrscheinlichkeit von Burnout bei Beschäftigten in der Behindertenhilfe.

> 1a: Mit zunehmenden quantitativen Arbeitsanforderungen steigt die Wahrscheinlichkeit von Burnout.
>
> 1b: Mit zunehmenden emotionalen Arbeitsanforderungen steigt die Wahrscheinlichkeit von Burnout.
>
> 1c: Mit zunehmender Anforderung Emotionen zu verbergen steigt die Wahrscheinlichkeit von Burnout.
>
> 1d: Mit zunehmender Anforderung hinsichtlich der Vereinbarkeit von Privatleben und Beruf steigt die Wahrscheinlichkeit von Burnout.

2. Mit zunehmendem Handlungsspielraum (gemessen durch Einfluss bei der Arbeit und Entscheidungsspielraum) sinkt die Wahrscheinlichkeit von Burnout bei Beschäftigten in der Behindertenhilfe.

> 2a: Mit zunehmendem Einfluss bei der Arbeit sinkt die Wahrscheinlichkeit von Burnout.
>
> 2b: Mit zunehmendem Entscheidungsspielraum bei der Arbeit sinkt die Wahrscheinlichkeit von Burnout.

3. Mit zunehmender sozialer Unterstützung durch Kollegen und Vorgesetzte sinkt die Wahrscheinlichkeit von Burnout bei Beschäftigten in der Behindertenhilfe. Dabei fällt die soziale Unterstützung seitens der Vorgesetzten mehr ins Gewicht als die Unterstützung von Kollegen.

4. Mit zunehmenden Arbeitsanforderungen bei gleichzeitig geringem Handlungsspielraum sowie geringer sozialer Unterstützung steigt die Wahrscheinlichkeit von Burnout bei Beschäftigten in der Behindertenhilfe

3 Methodisches Vorgehen

In diesem Kapitel werden das Vorgehen bei der Datenerhebung sowie die verwendeten Messinstrumente ausführlich dargestellt. Im Anschluss daran werden die angewandten statistischen Methoden aufgezeigt.

3.1 Durchführung der Befragung

Grundlage dieser Arbeit bilden Daten aus einer Querschnittstudie in der Behindertenhilfe, die im Auftrag der Berufsgenossenschaft für Gesundheitsdienst und Wohlfahrtspflege (BGW) durchgeführt wurde. Diese Befragung ist ein Kooperationsprojekt mit der Hochschule für Angewandte Wissenschaften Hamburg (HAW) und dem Institut für Versorgungsforschung in der Dermatologie und bei Pflegeberufen (IVDP) am Universitätsklinikum Hamburg Eppendorf (UKE).

Das übergeordnete Ziel der Studie war, ein aktuelles Bild zu den berufsgruppenspezifischen psychosozialen Belastungen und Beanspruchungen bei Beschäftigten in der Behindertenhilfe zu erhalten. Die Befragung erfolgte mit der deutschen Standardversion des Copenhagen Psychosocial Questionnaire (COPSOQ), der inzwischen in mehreren Ländern und verschiedenen Adaptionen eingesetzt wird (Nübling, Stössel & Michaelis, 2010).

Studienpopulation

Die bei der BGW versicherten Einrichtungen der Behindertenhilfe wurden mittels Strukturschlüssel: *stationäre Hilfen für psychisch Kranke und Menschen mit Behinderung* identifiziert. Aus diesen Einrichtungen wurde eine Zufallsstichprobe von N=50 Einrichtungen für den norddeutschen Raum gezogen, deren Postleitzahl mit 1 und 2 beginnen. Das Ziel war, Beschäftigte zu befragen, die in stationären Einrichtungen arbeiten und geistig behinderte Menschen über 18 Jahre betreuen. Eine wesentliche Schwierigkeit bestand darin, dass mit diesem Strukturschlüssel keine Differenzierung zwischen den beiden Bereichen *Hilfen für psychisch Kranke* und *Hilfen für Menschen mit geistiger Behinderung* möglich war. Abgesehen davon waren die in der Stichprobe gezogenen Einrichtungen heterogen. Zum einen unterschieden sie sich wesentlich in ihrer Größe und Organisation (u. a. ambulant) voneinander. Zum anderen befanden sich darunter zielgruppenferne Einrichtungen, wie Altenpflegeheime, Kinder- und Jugendhilfeeinrichtungen, Sozialstationen sowie Drogenambulanzen. Demzufolge wurden Einrichtungen ausgeschlossen, in denen ausschließlich psychisch kranke Menschen betreut wurden oder die Betreuten nicht zur gewünschten Zielgruppe gehörten. Um eine annähernd repräsentative Stichprobe zu erhalten, wurden aus der ersten Stichprobenziehung (N=50) die dahinter stehenden Träger bzw. Verbände der einzelnen Einrichtungen durch gründliche Recherche identifiziert. Danach wurden 23 Sozialeinrichtungsträger der Behindertenhilfe um Teilnahme an der Studie gebeten. Von den 23 Trägern, lehnten 13 die Teilnahme ab. Häufig genannte Absagegründe waren: bereits kürzlich durchgeführte Mitarbeiterbefragungen oder bevorstehende strukturelle Veränderungen. Schließlich nahmen zehn Sozialeinrichtungsträger mit bis zu 26 Wohnstätten bzw. Wohnheimen und vier, den Wohnstätten angegliederte, Außenwohngruppen bzw. Wohngruppenverbunde an der Befragung teil.

Datenerhebung

Die postalische, anonymisierte Befragung aller Mitarbeiter fand im Zeitraum von Januar bis März 2011 statt. Die Fragebögen wurden an die Einrichtungsleitungen verschickt und vor Ort an die Mitarbeiter verteilt. Die Umschläge enthielten ein Anschreiben mit Informationen zur Studie, den Fragebogen sowie zwei frankierte Umschläge. Die Teilnahme war freiwillig und anonym. Jeder versandte Fragebogen wurde jedoch mit einem Betriebscode versehen, um später eine Zuordnung zur jeweiligen Einrichtung zu gewährleisten. Nach zwei Wochen wurden die Einrichtungsleitungen telefonisch oder per E-Mail erneut kontaktiert und gebeten, ihre Mitarbeiter wiederholt an die Teilnahme zu erinnern bzw. zu motivieren. Fragebögen, die nach dem 31. 3. 2011 eingingen, wurden nicht mehr berücksichtigt.

Da die vorliegende Untersuchung sensible Fragen zu psychosozialen Belastungen am Arbeitsplatz enthielt, wurden Preise als Motivation zur Teilnahme verlost. Des Weiteren verloste die BGW im Rahmen dieser Studie eine Ausbildung zum Deeskalationstrainer für Institutionen mit Menschen mit Behinderung. Sozialeinrichtungsträger mit einem Rücklauf von mindestens 50% konnten an dieser Verlosung teilnehmen. Außerdem erhielten alle beteiligten Sozialeinrichtungsträger individuelle Ergebnisberichte.

Datenkontrolle

Die Dateneingabe erfolgte mit dem SPSS-Hilfsprogramm Data Entry Builder 4.0. Mithilfe der genauen Festlegung von Fragen und deren Antwortkategorien wurden zeitgleich Variablen definiert. Dadurch wurde sowohl die Dateneingabe als auch die Weiterverarbeitung der Daten mit dem Statistikprogramm SPSS erleichtert. Die Datenerfassung wurde durch Sprung- und Füll-Regeln (Filterfragen) zusätzlich vereinfacht. Anschließend wurde der Datensatz in das Statistikprogramm SPSS für Windows (Version 17.0) exportiert.

Im ersten Schritt wurden die Daten einer deskriptiven Analyse unterzogen. Fehlende Werte, Eingabefehler und weitere Inkonsistenzen wurden durch Plausibilitätskontrollen überprüft. Zusätzlich wurden 10% der einzelnen Datensätze stichprobenartig kontrolliert. Ein Abgleich zwischen dem eingegebenen Datensatz und den einzelnen Fragebögen ergab eine Fehlerquote (bedingt durch die Dateneingabe) von unter 5%. In einem weiteren Schritt zeigte die Analyse fehlender Werte, dass der Anteil dieser Werte bei fast allen Items, mit Ausnahme der Variable Alter (5,4%), ebenfalls deutlich unter 5% lag.

3.2 Erhebungsinstrument

Im Rahmen dieser Untersuchung wurde die deutsche Version des standardisier-
ten Copenhagen Psychosocial Questionnaire (COPSOQ) angewendet. Der COPSOQ-
Fragebogen ist ein Screening-Instrument zur Erfassung der psychischen Belastungen und Beanspruchungen bei der Arbeit und geht auf die Erprobungsstudie von
Kristensen et al. (2005a) vom dänischen National Institute for Occupational Health
in Kopenhagen zurück. Ziel der Studie war die Messung der Bandbreite psychosozialer Arbeitsbelastungen in der berufstätigen Bevölkerung (verschiedene Berufsgruppen sowie betriebliche Arbeitsbereiche). Der Anspruch der Autoren bestand
einerseits darin, ein theoriebasiertes Instrument zu entwickeln und andererseits,
sich nicht auf eine bestimmte Theorie beschränken zu lassen[12]. In einer deutschen
Erprobungsstudie wurde der Fragebogen an einer großen Stichprobe (N>2000)

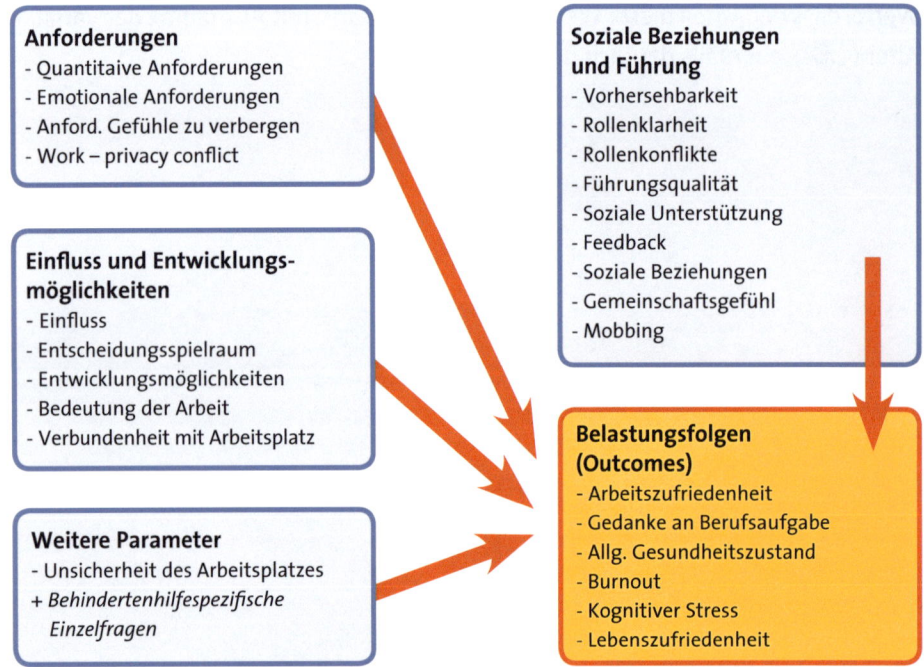

Abbildung 2 Deutsche Standardversion des COPSOQ-Fragebogens (Nübling et al., 2005, S. 13)

---

[12] „The questionnaire should be theory-based, but not attached to one specific theory" (Kristensen et al., 2005a, S. 439).

umfassend geprüft und dessen Messqualität bewertet (Nübling et al., 2005). Um den Betrieben die Erhebung psychosozialer Faktoren im Rahmen von Gefährdungs-beurteilungen (Arbeitsschutzgesetz §5ff.) zu erleichtern, wurde eine verkürzte Version des Fragebogens entwickelt. Die deutsche Standardversion umfasst 22 Skalen und drei Einzelitems (insgesamt 87 Items). Eine Übersicht der einzelnen Dimensionen und Skalen zeigt die Abbildung 2. Ausführlich werden die Skalen und Items im Anhang 1 dargestellt.

Für die Beantwortung der Items wurde eine 5-stufige Likert-Skala vorgegeben, wobei die erste Kategorie den Maximalwert (‚immer'/‚in sehr hohen Maß'/‚stimme voll zu') und die letzte den Minimalwert (‚nie/fast nie'/‚in sehr geringem Maß'/ ‚stimme nicht zu') darstellt. Die kategorialen Items wurden entsprechend der Anzahl der Antwortkategorien auf den Wertebereich zwischen 0 und 100 Punkten (min=0; max=100) transformiert und in einer neuen Variable zusammengefasst[13]. Diese Transformation ist ein standardisiertes Verfahren und richtet sich nach den Empfehlungen der deutschen COPSOQ-Studie (Nübling et al., 2005). Mit dieser Transformation der Werte wird eine Vergleichbarkeit der Studienergebnisse, die die gleichen Methoden anwenden, möglich.

Zielvariable: Burnout

Burnout wurde mit dem Copenhagen Burnout Inventory (CBI) gemessen. Der CBI misst die Erschöpfung und deren Attribution durch die Person (Borritz et al., 2006a). Im COPSOQ-Fragebogen wird die Subskala personal burnout verwendet. Die sechs Items umfassende Skala ist eine der drei modular einsetzbaren Subskalen aus dem CBI (work related und client related burnout), die die persönliche Erschöpfung und Anfälligkeit misst. Für die Beantwortung der Items wurde eine 5-stufige Likert-Skala vorgegeben, wobei die erste Kategorie den Maximalwert (‚immer') und die letzte den Minimalwert (‚nie/fast nie') darstellt. Die kategorialen Items wurden entsprechend der Anzahl der Antwortkategorien transformiert (Nübling et al., 2005). Folglich deutet eine hohe Punktzahl auf einen hohen Burnout-Level hin. Die interne

---

[13] Nach der Transformation aller Einzelitems wurden Skalensummenscores gebildet. Dabei wurden die einzelnen Itemwerte addiert und anschließend durch die Anzahl der entsprechenden Items dividiert. In Fällen, bei denen weniger als die Hälfte der Items beantwortet wurde, wurde der Skalenwert als fehlend angenommen. Eine Mittelwert-substitution der fehlenden Werte erfolgte bei Fällen, die wiederum mindestens die Hälfte aller Fragen gültig beantworteten (Nübling et al., 2005).

Konsistenz der Burnout-Skala erreicht in der dänischen Studie von Borritz et al. (2006a) ein Cronbach's Alpha von 0,87. In der deutschen Validierungsstudie ermittelten Nübling et al. (2005) einen höheren Cronbach's Alpha-Wert von 0,91.

Einflussvariablen

■ *Anforderungen bei der Arbeit*

Die Skalen quantitative Anforderungen, emotionale Anforderungen und Anforderungen, Emotionen zu verbergen wurden innerhalb der COPSOQ- Hauptstudie entwickelt (Nübling et al., 2005). Die Skala quantitative Anforderungen erfragt mittels vier Fragen auf einer 5-stufigen Likert-Skala (‚immer‘ bis ‚nie/fast nie‘) die Häufigkeit von typischen Belastungsfaktoren bei der Arbeit, z. B. *„Müssen Sie sehr schnell arbeiten?“*. Die Interne Konsistenz dieser Skala weist einen Cronbach's Alpha von 0,69 auf (Nübling et al., 2005). Die Skala emotionale Anforderungen umfasst drei Fragen und wird ebenfalls mit einer 5-stufigen Likert-Skala erfragt. Die erste Frage wird mit den Auftrittshäufigkeiten (‚immer‘ bzw. ‚nie/fast nie‘) von Ereignissen oder Tätigkeiten beantwortet, z. B. *„Bringt Ihre Arbeit Sie in emotional belastende Situationen?“*. Die weiteren zwei Fragen ermitteln eine Zustimmung hinsichtlich eines Zustands oder einer inneren Einstellung bei der Arbeit (‚in sehr hohem Maß‘ – ‚in sehr geringem Maß‘), z. B. *„Ist Ihre Arbeit emotional fordernd?“*. Die interne Konsistenz dieser Skala zeigt einen Cronbach's Alpha-Wert von 0,82 (Nübling et al., 2005).

Die Skala Anforderungen, Emotionen zu verbergen wird mittels zwei Fragen erfasst und wie in der vorherigen Skala mit denselben Antwortmöglichkeiten beantwortet, z. B. *„Verlangt Ihre Arbeit von Ihnen, dass Sie Ihre Gefühle verbergen?“*. Ausgehend von einem weitverbreiteten Grenzwert von >0,7 für eine zuverlässige interne Konsistenz von Messungen verfehlt die Skala Anforderungen, Emotionen zu verbergen (Cronbach's Alpha-Wert von 0,65) dieses Kriterium (Nübling et al., 2005).

Bei der Skala Work-Privacy-Conflict handelt es sich im Ursprung um eine Work-Interferring-Family-Conflict-Scale, die von Netenmeyer et al. (1996) konzipiert und validiert wurde. Diese 5-stufige Likert-Skala erfasst den Einfluss der beruflichen Tätigkeit auf das Privatleben, z. B. *„Die Anforderungen meiner Arbeit stören mein Privat- und Familienleben“*. Die interne Konsistenz der WPC-Skala erreicht in der deutschen Validierungsstudie von Nübling et al. (2005) einen Cronbach's Alpha-Wert von 0,92. In der Validierungsstudie wurde der Terminus Familie durch den des Privatlebens erweitert (Nübling et al., 2005). Wie eingangs beschrieben deuten hohe Mittelwerte dieser vier Skalen in der Dimension Anforderungen auf eine hohe psychische Belastung bei der Arbeit hin.

■ *Handlungsspielraum*

Der Handlungsspielraum wird durch zwei Skalen: Einfluss bei der Arbeit und Entscheidungsspielraum abgebildet. Beide Skalen wurden ebenfalls innerhalb der COPSOQ-Hauptstudie entwickelt, in der Validierungsstudie von Nübling et al. (2005) übersetzt und erneut psychometrisch geprüft. Wiederholt wird auf einer 5-stufigen Likert-Skala erfragt (,immer' bzw. ,nie/fast nie'), wie häufig die Beschäftigten einen Einfluss auf ihre Tätigkeit wahrnehmen bzw. wie häufig sie über Arbeitsabläufe und zeitliche Planung selbst bestimmen können, z. B. *„Haben Sie Einfluss darauf, was Sie bei Ihrer Arbeit tun?"*. Die Zuverlässigkeit der Parameterschätzungen weist in der Validierungsstudie mit einem Cronbach's Alpha-Wert von 0,64 für die Skala Einfluss bei der Arbeit eine insgesamt kritische und die Skala Entscheidungsspielraum mit einem Alpha-Wert von 0,78 eine gute Reliabilität auf (Nübling et al., 2005). Hohe Mittelwerte sind hier positiv zu werten, denn sie deuten auf einen hohen Handlungsspielraum bei der Arbeit hin.

■ *Soziale Unterstützung*

Unterstützung seitens der Kollegen und Vorgesetzten wird anhand von vier Items gemessen. Diese Skala wurde im Rahmen der COPSOQ-Studie entwickelt und validiert. Auf einer 5-stufigen Likert-Antwortskala können die Teilnehmer die Häufigkeit der Unterstützung angeben (,immer' bis ,nie/fast nie'). Arbeiten die Befragten nicht in einem Kollektiv sondern allein, dann haben sie die Möglichkeit die Antwortkategorie ,habe keine Vorgesetzte/Kollegen' anzukreuzen. Ausgehend von dem vorgegebenen Auswertungsverfahren der Validierungsstudie wurden Antworten dieser Kategorie als fehlende Werte behandelt. Die interne Konsistenz der Skala weist ein annehmbares Cronbach's Alpha von 0,80 auf. Hohe Mittelwerte deuten auf eine große soziale Unterstützung seitens der Kollegen und Vorgesetzten hin (Nübling et al., 2005).

Soziodemografische und berufsbezogene Fragen

Zusätzlich zum COPSOQ-Fragebogen wurden soziodemografische und berufsbezogene Fragen gestellt. Bei den soziodemografischen Variablen handelt es sich
um Alter, Geschlecht und berufliche Qualifikation. Allgemeine Arbeitsbedingungen
wurden durch die Variablen wie spezielle Dienste (Wechsel-, Bereitschafts-, Nacht-
bereitschafts- und geteilter Dienst), Arbeitsumfang und Berufserfahrung abgebildet.

Zusätzlich wurden Fragen aufgenommen, die die spezifische Situation in der
Behindertenhilfe im Ansatz abbilden. Fragen zu Erfahrungen und Häufigkeiten
von Aggressionen wurden der BGW-Studie zum Aggressionsverhalten und Gewalt
gegenüber Beschäftigten im Gesundheitswesen entnommen (vgl. Anhang 2; Franz
& Zeh, 2010). Die weiteren sechs Fragen wurden eigens für diese Untersuchung
auf der Basis von zwei Experten- und drei Mitarbeiter-Interviews entwickelt (vgl.
Anhang 3). Daraufhin wurde der gesamte Fragebogen weiteren sechs Personen zum
Pre-Test gegeben. Diese Zusatzfragen zur Arbeitssituation in der Behindertenhilfe
werden im Ergebnisteil deskriptiv beschrieben.

3.3   Statistische Analyseverfahren

Für die Analyse der vorliegenden Daten wurden verschiedene Methoden angewandt. Die Daten wurden zunächst anhand deskriptiver Analysemethoden untersucht und beschrieben. Zur Überprüfung der Hypothesen kamen univariate und
multivariate Analyseverfahren zur Anwendung. Im Rahmen der Signifikanzprüfung
wurde eine Irrtumswahrscheinlichkeit p bestimmt. Bei einer Irrtumswahrscheinlichkeit <0,05, wurde die Nullhypothese abgelehnt[14]. Nachfolgend werden die einzelnen Auswertungsverfahren ausführlicher beschrieben.

Deskriptive Auswertung

In Abhängigkeit von dem Skalenniveau der auszuwertenden Variablen wurden entsprechend unterschiedliche Methoden angewandt. Zur Beschreibung der
Verteilung dienten bei Variablen mit kategorialem Skalenniveau Häufigkeitsauf-
zählungen und Prozentangaben. Bei Variablen mit kontinuierlichem Skalenniveau
wurden Maße der zentralen Tendenz (Mittelwert, Median und Modalwert) sowie
die Maßzahlen der Streuung (Spannweite, Varianz bzw. Standardabweichung) angegeben.

Deskriptive Beschreibung der Zusammenhänge

Um einen ersten Eindruck über den Zusammenhang zwischen zwei kategorialen
Variablen zu erhalten, wurden Kreuztabellen berechnet. Ob die Kategorienkom-
binationen statistisch bedeutsam sind, wurde mit Hilfe des Chi-Quadrat-Tests
analysiert. Mittels Kreuztabellen und dem Chi-Quadrat-Test wurden ferner Grup-
penverteilung und damit indirekt auch die Zusammenhänge zwischen soziodemografischen bzw. arbeitsbezogenen Variablen und den Burnout-Ausprägungen
(niedrig vs. hoch) analysiert. Zur Dichotomisierung der Variable Burnout diente
der mittlere Skalenwert. Die Einteilung erfolgte in niedrige Burnout-Symptomatik
(Werte 0-49) und hohe Burnout-Symptomatik (Werte 50-100). Borritz et al. (2006b)
empfehlen, den Cut-point bei der Skalenmitte zu setzen und nicht etwa bei dem
Median oder dem Mittelwert. Damit kann sichergestellt werden, dass die Definition
von niedriger bzw. hoher Burnout-Symptomatik unabhängig von der Verteilung der

---

[14] Diese Irrtumswahrscheinlichkeit von p<0,05 besagt, dass die zugehörige unabhängige Variable einen Einfluss auf die Trennung der Gruppen (niedriger Burnout vs. hoher Burnout) in der Zielvariable hat.

Burnout-Variable in der zugrunde liegenden Studienpopulation ist. Es ist dennoch zu beachten, dass mit dem Setzen eines Grenzwertes mit Informationsverlust zu rechnen ist. Außerdem bleibt es willkürlich, ob bei einem Score ≥ 50 tatsächlich ein Burnout Syndrom vorliegt. Deshalb wird im Folgenden nicht von Burnout Prävalenz, sondern vom erhöhten Burnout Risiko gesprochen. Die Zusammenhänge für die kategorialen Variablen und der Burnout-Ausprägung ‚hoch' werden grafisch abgebildet (vgl. Abbildungen 5-6).

Überprüfung auf die Normalverteilung

Zur Hypothesenprüfung von intervallskalierten Variablen wurde im Vorwege überprüft, ob eine Normalverteilung vorliegt. Danach richtete sich die Auswahl der statistischen Verfahren, die bei einer Hypothesenprüfung zur Anwendung kommen. Unter Verwendung des Kolmogoroff-Smirnov Anpassungstests (KSA-Test) wird untersucht, ob die Verteilungsfunktion der Variablen einer Normalverteilung entspricht. Bei einem p-Wert $<0{,}05$ wird die Normalverteilungsannahme abgelehnt. Zusätzlich zum KSA-Test wurde der Shapiro-Wilk-Test angewendet, da er eine vergleichsweise hohe Teststärke besitzt (Field, 2005).

Überprüfung der Skalen

Zur Überprüfung der internen Konsistenz der Skalen wurde der Reliabilitätskoeffizient (Cronbach's Alpha) gemessen und mit den Ergebnissen der deutschen COPSOQ-Validierungsstudie verglichen (Nübling et al., 2005). Cronbach's Alpha ist ein Maß für die Zuverlässigkeit bzw. Messgenauigkeit einer Skala und berechnet sich aus den Itemstreuungen sowie der Streuung des Gesamtpunktwertes. Der Reliabilitätskoeffizient kann Werte zwischen 0 und 1 einnehmen, wobei die Reliabilität umso ausgeprägter ist, je näher der Wert an 1 heranreicht. Bereits ein Cronbach's Alpha-Wert zwischen 0,7 und 0,8 weist auf eine gute Eignung der Skalen hin (Bland & Altman, 1997).

Zusammenhangsanalysen

Wechselseitige Zusammenhänge zwischen intervallskalierten Variablen wurden mittels Korrelationen untersucht. Um eine Interpretation der Ergebnisse vornehmen zu können, wurden die Stärke und die Richtung des Zusammenhangs zwischen Einfluss- und Zielvariablen mittels Regressionsanalysen überprüft. Während die

Korrelationsanalyse lediglich den Zusammenhang zwischen zwei Variablen untersucht, lässt sich anhand von Regressionsmodellen der Einfluss verschiedener unabhängiger Variablen auf eine abhängige Variable vorhersagen (Bühner & Ziegler,
2009). Bei nicht normalverteilten, metrischen Variablen wird die Korrelation nach
Spearmann der Korrelation nach Pearson vorgezogen (Bühl, 2008). Der Wertebereich von r^{rho} erstreckt sich zwischen -1 und +1 und beschreibt die Stärke des
Zusammenhangs (Kreienbrock & Schach, 2000). Die Ergebnisse aus der Korrelationsanalyse werden im Anhang 5 in einer Korrelationsmatrix dargestellt.

Da die Voraussetzung einer Normalverteilung für die Durchführung einer linearen Regression nicht erfüllt war, wurde stattdessen eine logistische Regressionsanalyse durchgeführt (Hosmer & Lemeshow, 2000). Als Effektmaß wird in Quer-
schnittstudien die Odds Ratio (OR) berechnet. In die logistische Regressionsglei-
chung können sowohl metrisch sowie kategorial skalierte Variablen als Einfluss-
größen einbezogen werden (Bender, Ziegler & Lange, 2007).

Als Teil der Testvoraussetzungen bzw. der Qualität eines Modells sollten die
Modellgütekriterien erfüllt sein. Dabei wird der Omnibus-Test der Modellkoeffizienten berücksichtigt, da dieser Test einen Gesamteindruck über die Modellgüte
aufzeigt. Mit dem Omnibus-Test der Modellkoeffizienten wird überprüft, inwiefern
alle Prädiktoren im Modell gemeinsam das Zielkriterium prognostizieren. Bei einem
signifikanten Testergebnis geht man davon aus, dass die eingebrachten Einflussvariablen das konstante Modell verändern. Die Güte der Modellanpassung wird mit
dem -2Log-Likelihood-Wert (-2LL) ausgewiesen. Verbessert sich die Modellgüte von
Schritt zu Schritt der Variablenaufnahme und ist dieses Ergebnis signifikant, kann
davon ausgegangen werden, dass die Einflussvariablen das Modell verändern. Die
durch das Modell erklärte Varianz wird mit der Pseudo-R-Statistik (Nagelkerkes R)
dargestellt. Dieser Test gibt den aufgeklärten Varianzanteil an, den die Einflussvariablen auf das Zielkriterium Burnout ausüben. Je kleiner der -2LL-Wert, desto besser ist das Modell angepasst und desto größer ist auch das Pseudo-R. Die Pseudo-R
erzielen insgesamt kleinere Werte als das R der multiplen linearen Regression und
sollten deshalb nicht unterschätzt werden. Werte ab 0,2 können bereits auf eine
akzeptable und Werte ab 0,4 auf eine gute Modellanpassung hindeuten. Außerdem
wird der Hosmer-Lemeshow-Test berücksichtigt. Dieser Test prüft, ob die Differen-
zen zwischen den geschätzten und beobachteten Werten gleich Null sind. Ist das
Ergebnis nicht signifikant, deutet es auf eine gute Anpassung des Modells bezüglich der beobachteten Daten hin. Mittels der Klassifikationstabellen werden zudem

die empirisch beobachteten Gruppenzuordnungen mit den durch die Regressions-gleichung erzeugten Wahrscheinlichkeiten verglichen. Liegt der Prozentsatz der richtig klassifizierten Fälle über 50% (Trennwert für Zufallswahrscheinlichkeit), geht man von einem guten Modelfit aus, d. h. die Regressionsfunktion hat eine höhere Trefferquote als nach dem Zufallsprinzip zu erwarten wäre (Backhaus, Erichson & Plinke, 2006).

Da die Anzahl und die diskriminatorische Effizienz der Einflussvariablen fest vor-gegeben sind, wird in der vorliegenden Studie die Einschlussmethode angewandt. Bei jeder einzelnen Hypothesenüberprüfung werden alle Variablen blockweise über die Einschlussmethode in das Modell eingefügt. Die ausgewiesenen Odds Ratios geben die vorhergesagte Änderung der Quoten bzw. Chancen bei einem Anstieg des Prädiktors um eine Einheit an (Schendera, 2008). Aus Gründen der Überschau-barkeit werden von den getesteten Kontrollvariablen jeweils nur die signifikanten Ergebnisse dargestellt. Im Anhang (vgl. Tabellen 6-14) sind die einzelnen Modelle detaillierter abgebildet. Die Durchführung der logistischen Regression läuft in ver-schiedenen Stufen ab:

1. In einer ersten Stufe wird der direkte Einfluss der einzelnen Aspekte auf das Zielkriterium Burnout überprüft.

2. In der zweiten Stufe werden die Kontrollvariablen zum Modell hinzugefügt, um diese auf ihre Confounderwirkung zu testen. Bei einer starken Abwei-chung der OR-Werte in den Prädiktoren geht man von einer Confounderwir-kung der Kontrollvariablen aus.

3. In dieser Stufe wird der Einfluss aller Aspekte einer Dimension auf das Ziel-kriterium Burnout unter Berücksichtigung der Kontrollvariablen überprüft. Bleiben die berechneten wahrscheinlichen Risiken (OR) für einen Prädiktor über alle Schritte konstant, so geht man davon aus, dass keine Interaktion zwischen den Einflussvariablen vorliegt.

4. Schließlich wird der Gesamteffekt aller im Job-Demand-Control-Support-Modell berücksichtigten Aspekte auf das Zielkriterium Burnout, unter Kon-trolle der soziodemografischen und berufsspezifischen Variablen, in einem Gesamtmodell überprüft. Zusätzlich zum Gesamtmodell, in dem alle Werte gleichzeitig und unabhängig vertreten sind, wird mit der schrittweisen Vor-

wärtsmethode das leistungsfähigste Modell für die Zielvariable Burnout berechnet. Auch hier gilt: Bleiben die berechneten wahrscheinlichen Risiken für einen Prädiktor über alle Schritte konstant, so schließt man eine Interaktion aus. Des Weiteren werden zur besseren Übersicht der gewonnenen Ergebnisse, quantifizierte Risiken (niedrige vs. hohe Ausprägung der Prädiktoren) für eine hohe Burnout-Symptomatik berechnet und ebenfalls mit der schrittweisen Vorwärtsmethode das leistungsfähigste Modell gebildet.

4 Ergebnisse

4.1 Deskriptive Ergebnisse

Rücklauf

Von den insgesamt 905 versendeten Fragebögen kamen 409 an das Studienzentrum zurück. Dies entspricht einer Rücklaufquote von 45%. Da die angestrebte Überprüfung des Job-Demand-Control-Support-Modells im Wesentlichen auf Aussagen zum Zusammenhang der Kernvariablen beruht, wurden in die Auswertung jedoch nur Personen einbezogen, die vollständige Angaben zumindest für die zu messenden Konstrukte und Kontrollvariablen machten. Diese Einschränkungen führten zu einer Reduktion der Stichprobe auf 379 Personen. Das entspricht rund 93% der Rückantworten.

Beschreibung der Stichprobe

Im Folgenden wird die Studienpopulation ausführlicher beschrieben. Frauen bilden den größten Anteil der Stichprobe (73%). Das Durchschnittsalter der Befragten betrug zum Befragungszeitpunkt 41 Jahre (Standardabweichung zwölf Jahre), wobei die Alterspanne von 19 bis 68 Jahren reichte. Über die Hälfte der Befragten arbeitet weniger als zehn Jahre in der Behindertenhilfe (55,7%).
Die Berufe wurden nach der Klassifikation der Berufe des statistischen Bundesamts in Berufsklassen zusammengefasst und kodiert (Statistisches Bundesamt, 1992). Die beruflichen Qualifikationen der Befragten zeigen insgesamt ein heterogenes Bild. Die vergleichsweise am häufigsten genannten Berufsklassen werden in Tabelle 2 dargestellt, wobei der größte Teil der Befragten zu der Berufsgruppe der Erzieher (27%) gehört, gefolgt von der Berufsgruppe der Heilerziehungspfleger (26%).

Arbeitszeiten und spezielle Dienste

Nahezu 50% der Befragten gaben an, Vollzeit zu arbeiten. Der Beschäftigungsstatus ist nicht unabhängig vom Geschlecht der Befragten. Insgesamt ist der Anteil der weiblichen Teilzeitbeschäftigten deutlich höher als der männlichen Kollegen (57% vs. 37%). Nach dem Chi-Quadrat-Test sind die Unterschiede statistisch signifikant (Chi-Quadrat 11,8; df 1; p<0,01).

Tabelle 2 Beschreibung der Stichprobe

		N=379 (%)
Geschlecht	Weiblich	275 (72,6)
	Männlich	104 (27,4)
Alter	< 30 Jahre	75 (19,8)
	30-39 Jahre	86 (22,7)
	40-49 Jahre	109 (28,8)
	> 50 Jahre	109 (29,8)
Berufsklassen	Erzieher	102 (26,9)
	Heilerziehungspfleger	98 (25,9)
	Krankenpfleger und Krankenpflegehelfer	52 (13,7)
	Sozialarbeiter/Sozialpädagogen	35 (9,2)
	Sozial- und Erziehungswissenschaftler	7 (1,8)
	Haus- und Ernährungswirtschaftler	(2,1)
	Therapeutische Berufe	7 (1,8)
	Heilpädagogen	9 (2,4)
	Azubi/FSJ/Zivi	29 (7,7)
	Sonstige	32 (8,4)
Berufserfahrung	≤ 5 Jahre	113 (29,8)
	6-10 Jahre	87 (23,0)
	11-15 Jahre	76 (20,1)
	16-20 Jahre	48 (12,7)
	≥ 20 Jahre	55 (14,5)

FSJ - Freiwilliges Soziales Jahr

Rund 21% aller Befragten absolvieren pro Monat Bereitschaftsdienste, von diesen leisten 4,2% mehr als fünf Dienste pro Monat. Insgesamt geben 42% der Beschäftigten an, mindestens ein Mal im Monat Nachtbereitschaft zu haben, 13% davon sogar mehr als fünf Mal im Monat. Geteilte Dienste, die von einer langen Arbeitspause unterbrochen werden, führen rund 30% der Beschäftigten (Vollzeit- und Teilzeit nahezu im gleichen Maße: 48,7% vs. 51,3%) durch (vgl. Tabelle 3).

Der Großteil der Beschäftigten arbeitet mindestens ein Mal im Monat im Wechseldienst. Hier bestehen statistisch signifikante Unterschiede zwischen Vollzeit- und Teilzeitbeschäftigten. Demzufolge führen Vollzeitbeschäftigte häufiger

Tabelle 3 Anzahl spezieller Dienste im vorangegangenen Monat

		N=379 (%)
Bereitschaftsdienst (Anzahl im letzten Monat)	nie oder k. A.	300 (79,2)
	1-5 mal	63 (16,6)
	≥ 5 mal	16 (4,2)
Nachtbereitschaft (Anzahl im letzten Monat)	nie oder k. A.	221 (58,3
	1-5 mal	110 (29,0)
	≥ 5 mal	48 (12,7)
Geteilter Dienst (Anzahl im letzten Monat)	nie oder k. A.	264 (69,7)
	1-5 mal	83 (21,9)
	≥ 5 mal	32 (8,4)
Wechseldienst (Anzahl im letzten Monat)	nie oder k. A	115 (30,3)
	1-5 mal	91 (24,0)
	≥ 5 mal	173 (45,6)

k.A.- keine Angabe

Wechseldienste durch (Chi-Quadrat 18,8; df2; p<0,001). Es gibt keine weiteren signifikanten Zusammenhänge zwischen Arbeitsumfang und speziellen Diensten. Bei der Frage „*Müssen Sie Überstunden machen?*" aus der Skala quantitative Arbeitsanforderungen gaben rund 23% der Beschäftigten an, oft bzw. immer Überstunden zu machen.

Erlebte Aggression in der Behindertenhilfe

Die folgenden Ergebnisse beziehen sich auf die spezifischen Einzelfragen im Setting Behindertenhilfe und sollen lediglich die Arbeitssituation in der Behindertenhilfe deskriptiv darstellen.

Körperliche Aggressionen durch Klienten erlebten 64,4% in den der Befragung vorausgegangenen zwölf Monaten. Davon berichten rund 17%, mindestens ein Mal wöchentlich bzw. täglich körperliche Aggression erlebt zu haben. Verbale Aggressionen seitens der Klienten kommen häufiger vor (82%). Rund 42% berichten, wöchentlich bzw. täglich Zeuge verbaler Aggressionen zu sein (vgl. Anhang 2).

Bei der Frage, ob sich die Teilnehmer durch die körperlichen oder verbalen Aggressionen belastet fühlen, antworteten 18,5% mit ‚trifft eher' bzw. ‚trifft voll zu' (vgl. Abbildung 3).

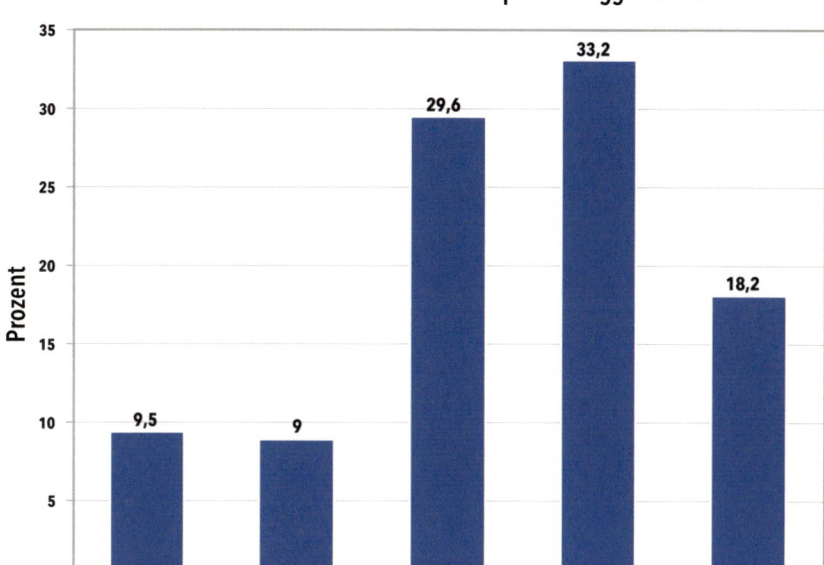

Belastet durch verbale und körperliche Aggressionen

Abbildung 3 Aussage zum Belastungsempfinden: „Ich fühle mich durch verbale oder körperliche Aggressionen von Klienten belastet."

Weitere Aspekte in der Behindertenhilfe

Im Hinblick auf die Interaktion mit den Klienten fühlen sich die wenigsten Mitarbeiter gereizt. Lediglich ein geringer Anteil der Beschäftigten (5,5%) antwortete auf diese Frage „Ich fühle mich bei der Arbeit mit den Klienten oft gereizt" mit ‚trifft eher‘ bzw. ‚voll zu‘. Immerhin, 30% fühlen sich manchmal bei der Arbeit mit den Klienten gereizt. Bei der Frage hinsichtlich der Zuständigkeiten („Ich bin für (zu) viele Klienten zuständig") geben 30% der Beschäftigten an, für zu viele Klienten zuständig zu sein. Weitere 28% sind teilweise für zu viele Klienten zuständig.

Die rechtlichen Aspekte in der Betreuung von Klienten sind den meisten bekannt (78%) und nur die wenigsten fürchten sich vor einer ansteckenden Krankheit bei der Arbeit (5,8%). Die Zusammenarbeit bzw. der Kontakt mit den Angehörigen der Klienten wird im Mittel von 48% als angenehm empfunden. Im Bezug auf die Entwicklungsförderung der Klienten ist der Großteil (69%) der Betreuer davon überzeugt, dass sich ihre Bemühungen lohnen und sie die Klienten in ihrer Entwicklung voran bringen können. Die differenzierten Häufigkeiten und Prozentangaben zu den Einzelitems können dem Anhang 3 entnommen werden.

Reliabilitätsanalyse

In der Tabelle 4 werden Reliabilitätskoeffizienten für die zu untersuchenden Aspekte dieser Befragung mit den Ergebnissen der COPSOQ-Validierungsstudie (N=2651) verglichen. Hierzu werden die Werte aus der mittleren Fragebogen-Version verwendet. Auffällig ist, dass Skalen mit kritischer interner Konsistenz in der Validierungsstudie von den Werten in der aktuellen Studie übertroffen werden. Lediglich zwei Skalen (Emotionale Anforderungen, Entscheidungsspielraum) weisen eine geringere interne Konsistenz gegenüber der Validierungsstudie auf. Ausgehend von einem akzeptablen Cronbach's Alpha-Wert von >0,7, weist die Skala Entscheidungsspielraum beim Befragungskollektiv in der Behindertenhilfe eine schlechtere interne Konsistenz (0,62) auf. Skalen mit sehr hohen Reliabilitätswerten in der Validierungsstudie entsprechen den gleichen hohen Werten in der aktuellen Untersuchung (Work-Privacy-Conflict, soziale Unterstützung und Burnout).

Tabelle 4 Reliabilitätsanalyse

Skala (Items)	Cronbach's Alpha-Werte	
	Aktuelle Studie	Validierungsstudie
Quantitative Anforderungen (4)	0,76 (↑)	0,69
Emotionale Anforderungen (3)	0,78 (↓)	0,82
Anforderungen, Emotionen zu verbergen (2)	0,76 (↑)	0,65
Work-Privacy-Conflict (5)	0,92 (↔)	0,92
Einfluss bei der Arbeit (4)	0,72 (↑)	0,64
Entscheidungsspielraum (4)	0,64 (↓)	0,78
Soziale Unterstützung (4)	0,80 (↔)	0,80
Burnout (6)	0,90 (↔)	0,94

↑ Cronbach's Alpha-Wert ist höher im Vergleich zu der Validierungsstudie; ↓ Cronbach's Alpha-Wert ist niedriger; ↔ Cronbach's Alpha-Wert ist gleich groß

Test auf Normalverteilung

Da die Anwendung von zahlreichen statistischen Verfahren intervallskalierter Variablen eine Normalverteilung der Werte voraussetzt, wurden die abhängigen und unabhängigen Variablen mit dem Kolmogorov-Smirnov-Test (KSA-Test) und dem Shapiro-Wilk-Test geprüft. Dabei zeigt sich, dass sowohl der Burnout-Summenscore als auch die Summenscores der Prädiktoren signifikant von einer Normal-verteilung abweichen (vgl. Tabelle 5).

Die Mittelwerte und Standardabweichungen für die einzelnen Untersuchungs-aspekte sind ebenfalls in der Tabelle 5 abgebildet. Fast alle Mittelwerte befinden sich innerhalb des Wertebereichs (MW 40-50), mit Ausnahme der Aspekte soziale Unterstützung (MW 69,7) und emotionale Anforderungen (MW 59,3).

Tabelle 5 Tests auf Normalverteilung, Mittelwerte und Standardabweichungen

Skalen	Quantitative Anforderungen	Emotionale Anforderungen	Anforderungen, Emotionen zu verbergen	Work-Privacy-Conflict
Mittelwert	50,40	59,27	42,12	47,06
Standardabweichung	17,76	18,76	22,03	26,96
KSA-Test	1,83*	2,81***	3,72***	1,44*
Shapiro-Wilk Test	0,98***	0,96***	0,93***	0,97***

Skalen	Burnout	Einfluss bei der Arbeit	Entscheidungs-spielraum	Soziale Unterstützung
Mittelwert	43,44	47,04	49,96	69,72
Standardabweichung	18,92	19,22	20,02	19,75
KSA-Test	1,57*	1,67**	1,49**	1,87**
Shapiro-Wilk Test	0,98***	0,87***	0,87**	0,96***

*p<,05; **p<,01; ***p<,001; KSA-Kolmogorov-Smirnov-Test

Verteilung von Burnout

Nachfolgend werden die statistischen Lage-Kenngrößen und Häufigkeitsvertei-lungen der Itemmittelwerte der verwendeten Subskala personal burnout aus dem CBI dargestellt. Die Summenwerte der Skala haben eine Spannweite von 0 bis 100. Je höher der Skalensummenwert, desto stärker ist der persönliche Burnout bei den Befragten ausgeprägt. Der Mittelwert der Skala liegt bei 43,44 (Standardabweichung 18,9) und der Median bei 41,67. Das obere Quartil liegt bei 58,3 und das untere bei 29,2. Die Summenwerte der Skala zeigen im Histogramm (vgl. Abbildung 4) eine bimodale Verteilung.

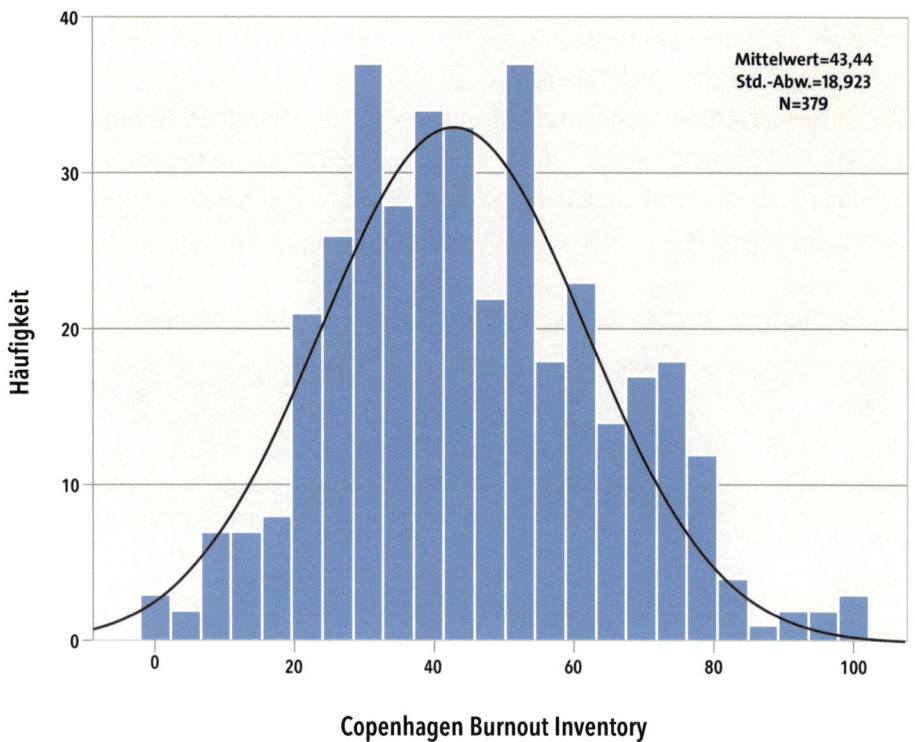

Abbildung 4 Histogramm der Skala personal burnout aus dem CBI

Wie aus der Tabelle 6 ersichtlich variieren die Itemmittelwerte zwischen 30,5 und 56,6. Demzufolge fühlen sich die Beschäftigten im Mittel körperlich erschöpft oder müde. Wenige fühlen sich schwach und krankheitsanfällig oder haben das Gefühl, *„sie könnten nicht mehr"*. Ausgehend von einer Differenzierung des Skalenwerts (≥50) weisen rund 40% der Befragten eine stärkere Burnout-Symptomatik auf.

Deskriptive Zusammenhänge zwischen Burnout, soziodemografischen und arbeits-bezogenen Variablen sowie speziellen Diensten

Zusammenhänge zwischen den soziodemografischen sowie den arbeitsbezoge-nen Variablen und erhöhtem Burnout Risiko (≥50) wurden mittels Kreuztabellen ermittelt. Um die Verteilung der Werte in den einzelnen Kategorien miteinander zu vergleichen, wurden die prozentualen Angaben in grafischer Form in Abbildung 5 dargestellt. Dabei zeigt sich, dass in der vorliegenden Stichprobe die Frauen häufi-ger als die Männer angeben, emotional erschöpft zu sein (43% vs. 31%). Nach dem

Tabelle 6 Verteilung von Einzelitems der Variable Burnout

Item Label	Mittelwert	SD	Min.	Max.	Varianz
1. Wie häufig fühlen Sie sich müde?	56,60	21,11	0	100	445,79
2. Wie häufig sind Sie körperlich erschöpft?	50,07	21,24	0	100	451,38
3. Wie häufig sind Sie emotional erschöpft?	48,42	22,87	0	100	523,28
4. Wie häufig denken Sie ,ich kann nicht mehr'?	30,49	26,03	0	100	677,67
5. Wie häufig fühlen Sie sich ausgelaugt?	41,42	23,68	0	100	561,19
6. Wie häufig fühlen Sie sich schwach und krankheitsanfällig?	33,64	22,92	0	100	525,33

SD-Standardabweichung; Min-Minimalwert; Max-Maximalwert

Chi-Quadrat-Test zu urteilen, gibt es einen Zusammenhang zwischen Burnout und Geschlecht der Teilnehmer (Chi-Quadrat 4,9; df 1; p<0,05). In den einzelnen Ausprägungen der Altersstufen liegt der prozentuale Anteil von Burnout Betroffenen

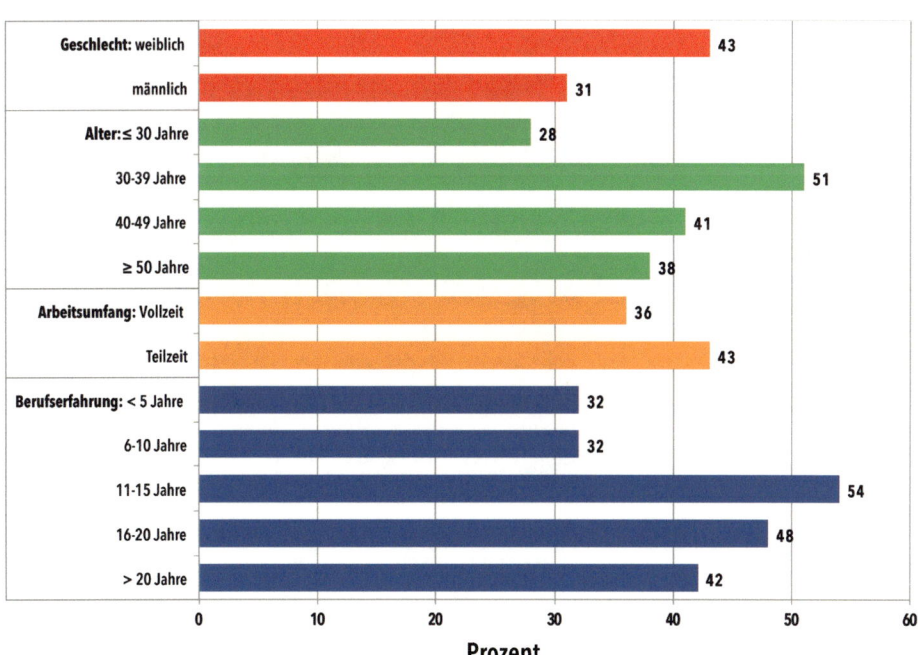

Abbildung 5 Prozentuale Verteilung der soziodemografischen und berufsspezifischen Merkmale in Bezug auf hohe Burnout-Symptomatik

zwischen 28% und 51%. Insbesondere bei der Altersgruppe der 30-bis 39-Jährigen weisen über 50% der Teilnehmer eine hohe Burnout-Symptomatik auf (Chi-Quadrat 9,3; df 3; p<0,05).

Bei der Betrachtung der Berufserfahrung zeigen sich deutliche Unterschiede bei den Beschäftigten, die bereits 11-20 Jahre in der Behindertenhilfe arbeiten. Der Anteil der von Burnout Betroffenen liegt bei rund 54% innerhalb dieser Kategorie. Das Burnout Risiko dieser Personen ist höher als bei denjenigen, die weniger als 10 (32%) bzw. mehr als 20 (41,8%) Jahre in der Behindertenhilfe tätig sind. Ergebnisse des Chi-Quadrat-Tests deuten auf einen Zusammenhang zwischen Berufserfahrung und erhöhter Burnout-Symptomatik hin (Chi-Quadrat 12,8; df 4; p<0,05). Prozentual betrachtet geben Personen, die Teilzeit beschäftigt sind, häufiger an, emotional erschöpft zu sein als Vollzeitbeschäftigte. Die Unterschiede sind statistisch nicht signifikant (Chi-Quadrat 2,3; df 1; p>0,05).

Bei den speziellen Diensten in der Behindertenhilfe zeigt sich, dass Beschäftigte, die mindestens ein Mal im Monat Wechseldienst haben, häufiger emotional erschöpft sind (44%) als diejenigen, die nie im Wechseldienst arbeiten (30%) oder keine Angaben dazu gemacht haben.

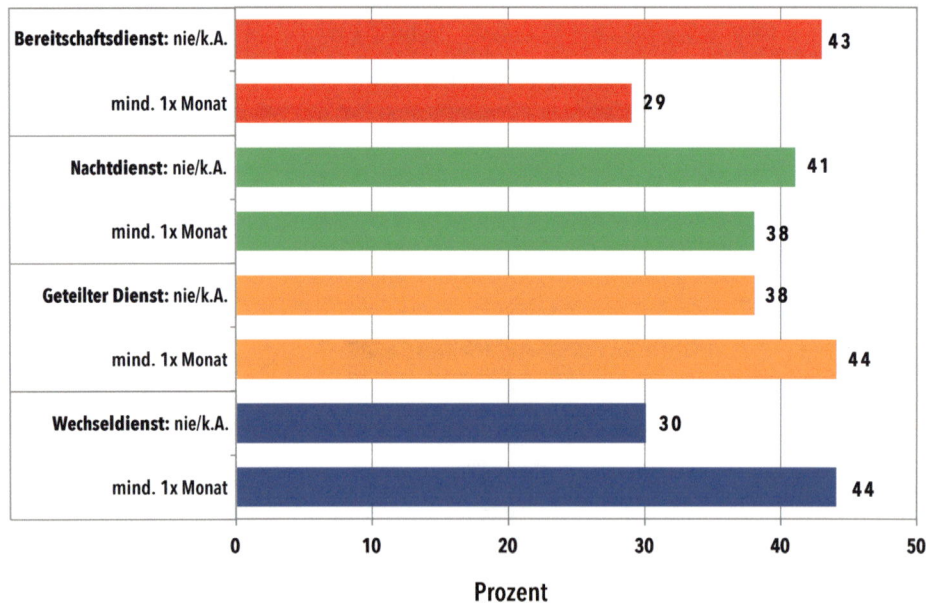

Abbildung 6 Prozentuale Verteilung der speziellen Dienste in Bezug auf eine hohe Burnout-Symptomatik

Die Unterschiede sind statistisch signifikant (Chi-Quadrat 7,3; df 1; p<0,01). Ergebnisse bezüglich des Bereitschaftsdienstes fallen anders als erwartet aus. Demnach weisen Beschäftigte, die nie Dienstbereitschaft haben, durchschnittlich höhere Werte emotionaler Erschöpfung auf (43%) als diejenigen, die mindesten ein Mal im Monat Bereitschaftsdienst absolvieren (29%; Chi-Quadrat 4,8; df 1; p<0,05). Die Unterschiede in den anderen Diensten sind geringer und statistisch nicht signifikant (Nachtdienst: Chi-Quadrat 0,4; df 1; p>0,05; Geteilter Dienst: Chi-Quadrat 1,4; df 1; p>0,05).

4.2 Bivariate Analysen

Mögliche Zusammenhänge wurden mittels Spearman r^{rho} in einer Korrelationsanalyse untersucht. An dieser Stelle ist anzumerken, dass eine binäre Burnout-Variable verwendet wurde. Wie bereits im Methodenteil beschrieben, wird die abhängige Variable zur Durchführung einer logistischen Regressionsanalyse im Vorwege künstlich dichotomisiert. Dabei ist zu berücksichtigen, dass bei Vorliegen der intervallskalierten Variablen niedrige Korrelationen aus den Messverteilungen resultieren (Schendera, 2008). Zur Kontrolle wurde also auch eine Korrelationsanalyse mit der metrisch skalierten Variable Burnout durchgeführt (vgl. Anhang 4).

Die Ergebnisse in der Korrelationsmatrix zeigen (vgl. Anhang 5), dass alle im Job-Demand-Control-Support-Modell relevanten Einflussvariablen mit Burnout signifikant miteinander korrelieren. Die höchsten Korrelationswerte gibt es zwischen den einzelnen Aspekten der Dimension Anforderungen und Burnout, wobei der stärkste Zusammenhang bei der Variable Work-Privacy-Conflict (r^{rho}: 0,5, p<0,01) zu finden ist. Je ausgeprägter der Konflikt hinsichtlich der Vereinbarkeit von Privatleben und Beruf, desto stärker ist der wahrgenommene Burnout. Des Weiteren zeigt sich ein schwacher Zusammenhang zwischen den Aspekten Einfluss- und Entscheidungsspielraum (r^{rho}: -0,2, p<0,01 bzw. -0,14, p<0,01) und Burnout, d. h. je größer der Einfluss- und Entscheidungsspielraum ist, desto seltener tritt eine emotionale Erschöpfung auf. Ähnliche Ergebnisse ergeben sich beim Aspekt der sozialen Unterstützung (r^{rho}: -0,27, p<0,01).

Zudem zeigt die Korrelationsanalyse schwache bis mittlere Zusammenhänge zwischen den Einflussvariablen untereinander[15]. Da die Korrelationswerte zwischen

---

[15] Ausnahme: Einfluss bei der Arbeit mit quantitativen sowie emotionalen Anforderungen.

den Prädiktorvariablen untereinander nicht stark korrelieren bzw. die Höhe von $r^{rho}>0{,}7$ unterschreiten, besteht für weitere multivariate Analyseverfahren keine Multikollinearitätsproblematik (Schendera, 2008).

Erwartungsgemäß besteht ein starker Zusammenhang zwischen den Kontrollvariablen Berufserfahrung und Alter sowie ein schwacher Zusammenhang zwischen den verschiedenen Formen der Arbeitsdienste untereinander. Schwache Zusammenhänge finden sich vereinzelt zwischen den Kontrollvariablen Alter und Berufserfahrung bzw. Geteilte- und Wechseldienste mit den entsprechenden psychosozialen Belastungsaspekten.

Auf der Basis der bivariaten Analysen wurden alle im Kapitel 2.5 aufgestellten Hypothesen, die einen direkten Zusammenhang postulieren, bestätigt. Es besteht ein statistisch signifikanter positiver Zusammenhang zwischen den einzelnen Anforderungsaspekten und Burnout. Es besteht ein statistisch signifikanter negativer Zusammenhang zwischen Einfluss- und Entscheidungsspielraum sowie sozialer Unterstützung und Burnout.

4.3 Multivariate Analysen

In diesem Abschnitt werden die im Kapitel 2.5 aufgestellten Hypothesen hinsichtlich ihrer Kausalität anhand der binär-logistischen Regressionsanalyse überprüft. Wie bereits im Methodenteil beschrieben, werden zunächst die Crude-OR berechnet. In einem weiteren Modell wird anschließend auf die Kontrollvariablen adjustiert. Zum Schluss wird der Einfluss aller Aspekte einer Dimension sowie des gesamten Modells auf Burnout überprüft.

Hypothesenüberprüfung: Anforderungen und Burnout

■ *Hypothese 1 a: „Mit zunehmenden quantitativen Arbeitsanforderungen steigt die Wahrscheinlichkeit des Eintritts von Burnout"*

Eine Übersicht über die Ergebnisse der ersten Regressionsanalyse wird in Tabelle 7 gezeigt. Die Variable quantitative Anforderung erklärt einen Varianzanteil von 11% und steht in einem positiven, signifikanten Zusammenhang mit Burnout. Das Risiko zu der Gruppe mit hoher Burnout-Symptomatik zu gehören, erhöht sich pro Einheit in der Summenskala quantitative Anforderungen um 4% bzw. es ist um 1,04-mal (OR 1,04 95%CI 1,02-1,05) wahrscheinlicher als im Vergleich zur Gruppe mit niedrigen Burnout-Werten. Durch Hinzunahme der Kontrollvariablen kann die Erklärungskraft des Modells signifikant erhöht werden. Die Varianzaufklärung beträgt 21%. Aus der Reduktion des -2LL-Wertes wird ersichtlich, dass sich durch die Hinzunahme weiterer Prädiktoren ins Modell die Modellgüte verbessert.

Bis auf die Variablen Alter und Berufserfahrung sind alle Parameter statistisch signifikant. Gegenüber Männern weisen Frauen ein um das Zweifache (OR 2 95%CI 1,2-3,4) erhöhte Risiko auf, emotional erschöpft zu sein. Bei Personen, die Wechseldienste absolvieren, ist die Wahrscheinlichkeit, emotional erschöpft zu sein bzw. hohe Burnout-Werte aufzuweisen, um 85% höher als bei Personen, die nicht im Wechseldienst arbeiten. Anders ist hingegen das Verhältnis bei Personen, die mindestens ein Mal im Monat Bereitschaftsdienst haben. Das Risiko hohe Burnout-Werte aufzuweisen verringert sich um 54% (OR 0,46 95%CI 0,25-0,82). Der Omnibus-Test der Modellkoeffizienten zeigt, dass eine gute leistungsfähige Modelgüte in beiden Modellen besteht (p<0,001).

Tabelle 7 Regression: Quantitative Anforderungen und Burnout

Variablen im Modell		Regressions-koeffizient B	SE	Odds Ratio (95%CI)	Nagelkerkes R²	-2 Log Likelihood
Modell 1	Quantitative Anforderungen	,04**	,01	1,04 (1,02-1,05)	,110	477,47
	Konstante	-2,3**	,37	,11		
Modell 2	Quantitative Anforderungen	,04**	,01	1,04 (1,02-1,04)	,213	444,75
	Geschlecht	,69**	,27	1,99 (1,16-3,38)		
	Bereitschafts-dienst	-,79**	,30	,46 (,25-,82)		
	Wechseldienst	,61*	,27	1,85 (1,1-3,09)		
	Konstante	-3,35	,54	,04		

Signifikanzniveau (Wald-Statistik) *p<,05; **p<,01; Referenzkategorie: Geschlecht (männlich); Wechseldienst/ Bereitschaftsdienst (nie bzw. keine Angabe).

Der Hosmer-Lemeshow-Test weist in beiden Modellen einen Signifikanzwert von p>0,05 auf. Im ersten Modell können 65,7% und im zweiten 68,1% der Fälle richtig klassifiziert werden. Die OR für quantitative Anforderung verändern sich nicht über die Modelle hinweg, d. h. es kann ohne großen Effekt der anderen Prädiktoren als bedingtes Risiko für Burnout angesehen werden.

■ **Hypothese 1 b:** *„Mit zunehmenden emotionalen Arbeitsanforderungen steigt die Wahrscheinlichkeit des Eintritts von Burnout"*

In diesen Modellen wird zunächst der Einfluss von emotionaler Anforderung auf Burnout überprüft und in einem zweiten Modell auf die soziodemografischen und arbeitsbedingten Prädiktoren kontrolliert. Die Ergebnisse der Hypothesenprüfung finden sich in der Tabelle 8. Emotionale Anforderung steht in einem positiven, signifikanten Zusammenhang mit einer hohen Burnout-Symptomatik. Die Wahrscheinlichkeit einer hoher Burnout-Symptomatik erhöht sich pro Einheit im Prädiktor emotionale Anforderung um 5% (OR 1,05 95%CI 1,03-1,06). Die Summenskala emotionale Anforderung erklärt allein einen Varianzanteil von 16,4%. Die zusätzliche Varianzaufklärung im adjustierten Modell beträgt 26%. In diesem Regressionsmodell verbessert sich die Modellgüte mit der Hinzunahme weiterer Variablen. Wie bereits aus der vorangegangenen Hypothesenüberprüfung ersichtlich, haben Alter und Berufserfahrung in diesem Modell keinen Einfluss auf das Zielkriterium. Weitestgehend ähnliche Ergebnisse zeigen sich bei den OR weiterer Kontrollvariablen (Geschlecht, Wechsel- bzw. Bereitschaftsdienst).

Tabelle 8 Regression: emotionale Anforderungen und Burnout

Variablen im Modell		Regressionskoeffizient B	SE	Odds Ratio (95%CI)	Nagelkerkes R^2	-2 Log Likelihood
Modell 1	Emotionale Anforderungen	,05**	,01	1,05 (1,03-1,06)	,164	460,78
	Konstante	-3,16**	,47	,04		
Modell 2	Emotionale Anforderungen	,04**	,01	1,05 (1,03-1,07)	,260	428,67
	Geschlecht	,69**	,28	2,04 (1,18-3,51)		
	Bereitschaftsdienst	-,78**	,31	,46 (,25-,83)		
	Wechseldienst	,59*	,27	1,8 (1,06-3,07)		
	Konstante	-4,26	,63	,02		

Signifikanzniveau (Wald-Statistik) *p<,05; **p<,01;
Referenzkategorie: Geschlecht (männlich); Wechseldienst/Bereitschaftsdienst (nie o. keine Angabe).

Der Omnibus-Test zeigt, dass alle berechneten Modelle statistisch signifikant sind (p<0,001). Der Hosmer-Lemeshow-Test ist in beiden Modellen nicht signifikant (p>0,05), was auf eine gute Anpassung zwischen den erwarteten und den beobachteten Werten hindeutet. Der Anteil der korrekt vorhergesagten Fälle ist vom ersten zum zweiten Modell geringfügig gestiegen (von 68% auf 69,4%). Die OR für emotionale Anforderung verändern sich nicht über die zwei Modelle hinweg, d. h. die emotionale Anforderung kann ohne großen Effekt durch die anderen Prädiktoren als bedingtes Risiko für Burnout angesehen werden.

■ **Hypothese 1c: *„Mit zunehmender Anforderung Emotionen zu verbergen steigt die Wahrscheinlichkeit des Eintritts von Burnout"***

In den nachfolgenden Modellen wird überprüft, ob mit einer zunehmenden Anforderung, Emotionen zu verbergen die Wahrscheinlichkeit des Eintritts von Burnout erhöht wird. Einen Überblick über die Ergebnisse dieser Regressionsanalyse bietet die Tabelle 9. Die Summenskala Anforderungen, Emotionen zu verbergen steht in einem positiven signifikanten Zusammenhang mit Burnout. Unter Kontrolle von soziodemografischen und beruflichen Prädiktoren erhöht sich die Wahrscheinlichkeit des Eintritts von Burnout (OR 1,04 95%CI 1,03-1,05) pro einer Einheit Anstieg im Prädiktor um 4%. Die Varianzaufklärung ohne Kontrollvariablen beträgt in diesem Modell 17% bzw. durch Hinzunahme der Kontrollvariablen 27%. Auch in diesem Modell haben Alter und Berufserfahrung keinen Einfluss auf Burnout. Ebenfalls ähnliche Ergebnisse zeigen sich bei den OR-Werten weiterer Kontrollvariablen.

Tabelle 9 Regression: Anforderungen, Emotionen zu verbergen und Burnout

Variablen im Modell		Regressions-koeffizient B	SE	Odds Ratio (95%CI)	Nagelkerkes R^2	-2 Log Likelihood
Modell 1	Anforderungen, Emotionen zu verbergen	,04**	,01	1,04 (1,03-1,05)	,170	458,67
	Konstante	-2,09**	,30	,12		
Modell 2	Anforderungen, Emotionen zu verbergen	,04**	,01	1,04 (1,03-1,05)	,268	425,87
	Geschlecht	,76*	,28	2,15 (1,24-3,71)		
	Bereitschafts-dienst	-,72**	,31	,49 (,27-,88)		
	Wechseldienst	,57*	,27	1,80 (1,05-3,0)		
	Konstante	-3,23**	,51	,04		

Signifikanzniveau (Wald-Statistik) *p<,05; **p<,01
Referenzkategorie: Geschlecht (männlich); Wechseldienst/Bereitschaftsdienst (nie o. keine Angabe).

Der Omnibus-Test der Modellkoeffizienten zeigt, dass beide Modelle statistisch signifikant sind. Folglich ist der Einschluss des Variablensets sinnvoll, da die Änderung des -2LL-Wertes im Vergleich zum vorangegangenen Modell unter dem Signifikanzniveau von p<0,01 liegt. Der Hosmer-Lemeshow-Test ist nicht signifikant (p>0,05). Im ersten Modell können 67% und im zweiten rund 70% der Fälle richtig klassifiziert werden. Wie aus den vorangegangenen Regressionsmodellen ersichtlich, können Anforderungen, Emotionen zu verbergen, ohne großen Effekt der anderen Prädiktoren ein Risiko für eine hohe Burnout-Symptomatik darstellen. Dieser Wert bleibt unverändert bei Hinzunahme weiterer Kontrollvariablen. Ein Confoundig kann aufgrund der beobachteten Signifikanzen ausgeschlossen werden.

■ **Hypothese 1 d: „Mit zunehmender Anforderung, hinsichtlich der Vereinbarkeit von Beruf und Privatleben steigt die Wahrscheinlichkeit des Eintritts von Burnout"**

In den nachfolgenden Modellen wird überprüft, ob sich mit einer zunehmenden Anforderung hinsichtlich der Vereinbarkeit von Beruf und Privatleben die Wahrscheinlichkeit des Eintritts von Burnout erhöht. Wie den Ergebnissen der Tabelle 10 zu entnehmen ist, erklärt die Summenskala Work-Privacy-Conflict vergleichsweise den höchsten Varianzanteil von 31% und steht in einem positiven signifikanten Zusammenhang mit Burnout. Demnach erhöht sich die Wahrscheinlichkeit, von Burnout betroffen zu sein pro zusätzliche Einheit im Prädiktor um 5%. Durch Hinzunahme weiterer Variablen ins Modell verbessert sich die Modellgüte. Die zusätzliche Varianzaufklärung beträgt rund 40%.

Tabelle 10 Regression: Work-Privacy-Conflict und Burnout

Variablen im Modell		Regressions-koeffizient B	SE	Odds Ratio (95%CI)	Nagelkerkes R^2	-2 Log Likelihood
Modell 1	Work-Privacy-Conflict	,05**	,01	1,05 (1,04-1,06)	,312	410,08
	Konstante	-2,69**	,30	,07		
Modell 2	Work-Privacy-Conflict	,04**	,01	1,05 (1,03-1,05)	,399	377,27
	Geschlecht	,77*	,30	2,15 (1,19-3,86)		
	Bereitschafts-dienst	-,95*	,31	,39 (,20-,75)		
	Alter (30-39 Jahre)	1,08*	,43	2,95 (1,27-6,89)		
	Konstante	-3,74**	,53	,024		

Signifikanzniveau (Wald-Statistik) *p<,05; **p<,01
Referenzkategorie: Geschlecht (männlich); Bereitschaftsdienst (nie o. keine Angabe),

Nicht signifikant, aber im adjustierten Modell enthalten sind die Kontrollvariablen Wechseldienst und Berufserfahrung. Während die OR für Geschlecht und Bereitschaftsdienst weitestgehend unverändert bleiben, übt die Kontrollvariable Alter im adjustierten Modell einen signifikanten Einfluss auf Burnout aus. Demnach weisen Beschäftigte im Alter zwischen 30 und 39 Jahren ein 3-fach (OR 2,95 95%CI 1,29-6,89) erhöhtes Risiko für eine hohe Burnout-Symptomatik auf als Beschäftigte unter 30 Jahren. Die Modellgüte der Modellkoeffizienten ist statistisch signifikant (Omnibus-Test p<0,001). Im ersten Modell können 73,4% und im zweiten 76% der Fälle richtig klassifiziert werden.

Im vorliegenden Modell bleiben die Risikowerte des Prädiktors Work-Privacy-Conflict konstant, d. h. sie unterscheiden sich unwesentlich vom adjustierten Modell. Der Prädiktor stellt, ohne großen Effekt der anderen Prädiktoren, einen signifikanten Risikofaktor für eine hohe Burnout-Symptomatik dar. Im adjustierten Modell kommt es zu einer signifikanten Beeinflussung durch die Variable Alter, d. h. insbesondere Beschäftigte im Alter zwischen 30 und 39 Jahren empfinden einen Konflikt hinsichtlich der Vereinbarkeit von Beruf und Privatleben und sind damit gefährdeter.

■ *Gesamthypothese: „Mit zunehmenden Arbeitsanforderungen (gemessen durch quantitative, emotionale Anforderungen, Anforderungen, Emotionen zu verbergen sowie durch den Work-Privacy-Conflict) steigt die Wahrscheinlichkeit des Eintritts von Burnout".*

In der folgenden logistischen Regressionsanalyse werden alle Variablen der Dimension Anforderungen blockweise über die Einschlussmethode in das Modell eingefügt, um einen Gesamteinfluss der Anforderungen auf Burnout zu überprüfen. Einen Überblick über die Ergebnisse bietet die Tabelle 11. Die im ersten Schritt eingefügten Kontrollvariablen haben eine gesamte Varianzaufklärung von rund 13%. Durch Hinzunahme weiterer Summenskalen der Dimension Anforderungen (vgl. Modell 5) verliert sich allerdings der Effekt von quantitativen Anforderungen auf eine hohe Burnout-Symptomatik. Mit der Aufnahme weiterer Variablen ins Modell kann die Erklärungskraft des Modells erhöht werden. Der Omnibus-Test der Modellkoeffizienten zeigt, dass eine gute leistungsfähige Modelgüte in allen fünf Modellen besteht. Unter Berücksichtigung der Kontrollvariablen üben die Prädiktoren in der Dimension Anforderungen auf das Zielkriterium Burnout einen Varianzanteil von 45% aus, wobei der Prädiktor Work-Privacy-Conflict die höchste Varianzaufklärung aufzeigt (10,3%). Der Hosmer-Lemeshow-Test bleibt in allen

Modellen über einem Wert von p>0,05. Bei der Betrachtung der Klassifizierungs-tabellen zeigt sich, dass der Anteil der korrekt vorhergesagten Fälle mit hoher Burnout-Symptomatik gestiegen ist (von 64,1% auf 72,6% beim letzten Modell).

Tabelle 11 Regression: Dimension Anforderungen und Burnout

Variablen im Modell		Regressions-koeffizient B	SE	Odds Ratio (95%CI)	Nagel-kerkes R^2	-2 Log Likelihood
Modell 1	Geschlecht	,66*	,26	1,93 (1,16-3,22)	,129	471,64
	Berufserfahrung 11-15 Jahre	-,73*	,36	2,08 (1,02-4,23)		
	Alter (30-39 Jahre)	,82*	,37	2,27 (1,09-4,72)		
	Bereitschaft	-,64*	,29	53 (,30-,92)		
	Wechseldienst	,69**	,25	1,98 (1,2-3,26)		
	Konstante	-1,81**	,41	,16		
Modell 2	Quantitative Anforderungen	,04**	,01	1,04 (1,02-1,05)	,213	444,75
	Konstante	-3,35**	,54	,035		
Modell 3	Emotionale Anforderungen	,04**	,01	1,04 (1,02-1,06)	,291	417,71
	Quantitative Anforderungen	,03**	,01	1,03 (1,01-1,04)		
	Konstante	-4,95**	,69	,01		
Modell 4	Anforderungen, Emotionen zu verbergen	,03**	,01	1,03 (1,02-1,04)	,342	399,07
	Emotionale Anforderungen	,03**	,01	1,03 (1,01-1,05)		
	Quantitative Anforderungen	,02**	,01	1,02 (1,01-1,04)		
	Konstante	-5,33**	,72	,01		
Modell 5	Work-Privacy-Conflict	,04**	,01	1,04 (1,03-1,05)	,445	358,61
	Anforderungen, Emotionen zu verbergen	,02**	,01	1,02 (1,01-1,03)		
	Emotionale Anforderungen	,02*	,01	1,02 (1-1,04)		
	Quantitative Anforderungen	,01 n.s.	,01	1,01 (,99-1,03)		
	Konstante	-5,41**	,76	,004		

Signifikanzniveau (Wald-Statistik) *p<,05; **p<,01; n. s. nicht signifikant
Referenzkategorie: Geschlecht (männlich); Alter (<30 Jahre); Berufserfahrung (<5 Jahre); Bereitschaftsdienst/ Wechseldienst (nie bzw. keine Angabe)
Modell 1 Eingegebene Variablen: Geschlecht, Alter, Berufserfahrung, Bereitschafts- und Wechseldienst.
Modell 2 Eingegebene Variablen: Quantitative Anforderungen
Modell 3 Eingegebene Variablen: Emotionale Anforderungen
Modell 4 Eingegebene Variablen: Anforderungen, Emotionen zu verbergen
Modell 5 Eingegebene Variablen: Work-Privacy-Conflict

Hypothesenüberprüfung: Handlungsspielraum und Burnout

■ **Hypothese 2 a:** *Mit zunehmendem Einfluss bei der Arbeit sinkt die Wahrscheinlichkeit des Eintritts von Burnout*

In den nachfolgenden Modellen wird überprüft, ob mit einem zunehmenden Einfluss bei der Arbeit die Wahrscheinlichkeit des Eintritts von Burnout sinkt. Gemäß der Hypothese wird bestätigt, dass ein zunehmender Einfluss bei der Arbeit die Beschäftigten davor schützt (OR 0,98 95%CI 0,96-0,99), eine hohe Burnout-Symptomatik zu entwickeln (vgl. Tabelle 12). Dieser Wert bleibt unverändert bei Hinzunahme weiterer Kontrollvariablen. Ein Confounding kann aufgrund der beobachteten Signifikanzen ausgeschlossen werden.

Tabelle 12 Regression: Einfluss bei der Arbeit und Burnout

Variablen im Modell		Regressions-koeffizient B	SE	Odds Ratio (95%CI)	Nagelkerkes R^2	-2 Log Likelihood
Modell 1	Einfluss bei der Arbeit	,02**	,01	,98 (,96-,99)	,052	494,86
	Konstante	,59*	,28	1,80		
Modell 2	Einfluss bei der Arbeit	-,03**	,01	,98 (,96-,98)	,180	455,39
	Geschlecht	,65*	,27	1,92 (1,13-3,23)		
	Alter (30-39 Jahre)	,87*	,38	2,37 (1,13-4,98)		
	Bereitschafts-dienst	-,60*	,29	,55 (,30-,98)		
	Wechseldienst	,58*	,26	1,79 (1,07-2,96)		
	Berufserfahrung (11-15 Jahre)	,88*	,37	2,41 (1,16-4,98)		
	Berufserfahrung (16-20 Jahre	,94*	,43	2,56 (1,11-5,97)		
	Konstante	-1,29*	,65	,28		

Signifikanzniveau (Wald-Statistik) *p<,05; **p<,01; n. s. nicht signifikant
Referenzkategorie: Geschlecht (männlich); Alter (<30 Jahre); Berufserfahrung (<5 Jahre); Bereitschafts- und Wechsel-dienst (nie bzw. keine Angabe).

Im adjustierten Modell kommt es ebenfalls zu einer signifikanten Beeinflussung durch die Variablen Berufserfahrung, Alter, spezielle Dienste und Geschlecht. In beiden Modellen existiert eine akzeptable Modellgüte (Omnibus-Test p<0,001), wenn auch die Varianzaufklärung zwischen 5% und 18% liegt. Der Hosmer-Lemeshow-Test bleibt über dem Wert von p>0,05. Im ersten Modell können 58,3% und im zweiten 68,1% der Fälle richtig klassifiziert werden. Damit kann bestätigt werden, dass ein zunehmender Einfluss bei der Arbeit ohne großen Effekt der anderen Prädiktoren einen Schutzfaktor vor einer hohen Burnout-Symptomatik darstellt.

■ *Hypothese 2 b: Mit zunehmendem Entscheidungsspielraum bei der Arbeit sinkt die Wahrscheinlichkeit des Eintritts von Burnout*

In den nachfolgenden Modellen wird überprüft, ob mit zunehmendem Entscheidungsspielraum die Wahrscheinlichkeit von Burnout sinkt. Hypothesenkonform wird bestätigt, dass sich mit zunehmendem Entscheidungsspielraum die Wahrscheinlichkeit von Burnout pro Stufe um 2% verringert (OR 0,98 95%CI 0,97-0,99). Der Entscheidungsspielraum gilt hier, ohne größeren Einfluss der anderen Kontrollvariablen, als ein Schutzfaktor (vgl. Tabelle 13). Ein Confounding kann aufgrund der beobachteten Signifikanzen ausgeschlossen werden. Die Varianzaufklärung durch die Variable Entscheidungsspielraum ist mit 3% vergleichsweise sehr ge-

Tabelle 13 Regression: Entscheidungsspielraum und Burnout

Variablen im Modell		Regressions-koeffizient B	SE	Odds Ratio (95%CI)	Nagelkerkes R^2	-2 Log Likelihood
Modell 1	Entscheidungs-spielraum	,02**	,01	,98 (,97-,99)	,030	501,09
	Konstante	,36 n.s.	,30	1,43		
Modell 2	Entscheidungs-spielraum	-,08**	,01	,98 (,97-,98)	,156	463,25
	Geschlecht	,58*	,26	1,78 (1,06-2,99)		
	Bereitschafts-dienst	-,64*	,29	,53 (,29-,92)		
	Wechseldienst	,63*	,46	1,88 (1,13-3,11)		
	Berufserfahrung (11-15 Jahre)	,89*	,37	2,44 (1,18-5,04)		
	Berufserfahrung (16-20 Jahre)	,89*	,43	2,43 (1,05-5,65)		
	Konstante	-1,46**	,68	,02		

Signifikanzniveau (Wald-Statistik) *p<,05; **p<,01; n.s. nicht signifikant. Referenzkategorie: Geschlecht (männlich); Alter (<30 Jahre); Berufserfahrung (<5 Jahre); Bereitschafts- und Wechseldienst (nie bzw. keine Angabe).

ring. Im adjustierten Modell kommt es ebenfalls zu einer signifikanten Beeinflussung durch die Variablen Berufserfahrung, Alter, spezielle Dienste und Geschlecht. Diese sind weitestgehend vergleichbar mit den OR-Werten aus der vorangegangenen Hypothesenüberprüfung. Die Modellgüte der Modellkoeffizienten ist statistisch signifikant (Omnibus-Test p<0,001). Der Hosmer-Lemeshow-Test bleibt in beiden Modellen über einem Wert von p<0,05. Aufgrund der niedrigen Fallzahlen in der Ausprägung ‚hoher Burnout' ist im ersten Modell keine akzeptable Klassifizierungstabelle vorzufinden. Im adjustierten Modell kommt es bei der Klassifizierung der Fälle zu einer besseren Zuordnung. Das adjustierte Modell erklärt hier 15,6% der bestehenden Varianz. Im ersten Modell können 60,7% und im zweiten 65,4% der Fälle richtig klassifiziert werden.

Nach vorliegenden Erkenntnissen kann ein zunehmender Entscheidungsspielraum ohne großen Effekt der anderen Prädiktoren einen Schutzfaktor vor einer hohen Burnout-Symptomatik darstellen. Allerdings sollte dieses Ergebnis aufgrund der geringen Varianzaufklärung (3%) im Einzelmodell lediglich als Hinweis betrachtet werden.

■ **Gesamthypothese:** *Mit zunehmendem Handlungsspielraum (gemessen durch Einfluss bei der Arbeit und Entscheidungsspielraum) sinkt die Wahrscheinlichkeit des Eintritts von Burnout bei Beschäftigten in der Behindertenhilfe*

Um einen Gesamteinfluss der Dimension Handlungsspielraum auf Burnout zu überprüfen, werden in der folgenden Regressionsanalyse die zwei Summenskalen Einfluss bei der Arbeit und Entscheidungsspielraum blockweise über die Einschlussmethode zum Modell mit den Kontrollvariablen hinzugefügt. Einen Überblick über die Ergebnisse bietet die Tabelle 14. Bei jedem Schritt wird die Modellgüte erneut geprüft. Dabei zeigt sich, dass die allgemeine Modellgüte nur bei den signifikanten Prädiktoren im akzeptablen Bereich ist (Omnibus-Test p<0,001). Unter Kontrolle der soziodemografischen und arbeitsbedingten Indikatoren bleibt der Einfluss bei der Arbeit konstant bestehen und verringert die Gefahr einer hohen Burnout-Symptomatik pro Stufe um 2% (OR 0,98 95%CI 0,96-0,99). Dieses Modell erreicht eine Varianzaufklärung von 18%.

Durch Hinzunahme der Summenskala Entscheidungsspielraum, zeigt sich keine signifikante Veränderung der Modellgüte (Omnibus-Test p=0,180). Dieser Indikator ist somit kein relevanter Einflussfaktor (OR 0,99 95%CI 0,98-1). Zudem ist die zusätzliche Varianzaufklärung durch den Indikator Entscheidungsspielraum vergleichsweise sehr gering (0,6%). Der Hosmer-Lemeshow-Test bleibt in allen Modellen über einem Wert von p>0,05. Gegenüber dem zweiten Modell verringert sich der Anteil richtig klassifizierter Fälle von 68% auf 67% im letzten Modell.

Tabelle 14 Regression: Dimension Handlungsspielraum und Burnout

Variablen im Modell		Regressions-koeffizient B	SE	Odds Ratio (95%CI)	Nagelkerkes R^2	-2 Log Likelihood
Modell 1	Ergebnisse der Kontrollvariablen (siehe Tabelle 13)				,129	471,64
Modell 2	Einfluss bei der Arbeit	-,25**	,01	,98 (,96-,99)	,180	455,39
	Konstante	-,71 n.s.	,49	,49		
Modell 3	Einfluss bei der Arbeit	-,02**	,01	,98 (,97-,99)	,186	453,59
	Entscheidungs-spielraum	-,01 n.s.	,01	,99 (,98-1)		
	Konstante	-,36	,55	,69		

Signifikanzniveau (Wald-Statistik) *p<,05; **p<,01; n.s. nicht signifikant
Modell 1 Eingegebene Variablen: Geschlecht, Alter, Berufserfahrung, Bereitschafts- und Wechseldienst
Modell 2 Eingegebene Variablen: Einfluss bei der Arbeit
Modell 3 Eingegebene Variablen: Entscheidungsspielraum

Hypothesenüberprüfung: Soziale Unterstützung und Burnout

■ *Hypothese 3: Mit zunehmender sozialer Unterstützung durch Kollegen und Vorgesetzte sinkt die Wahrscheinlichkeit des Eintritts von Burnout bei Beschäftigten in der Behindertenhilfe. Dabei fällt die soziale Unterstützung seitens der Vorgesetzten mehr ins Gewicht als die Unterstützung der Kollegen.*

In den nachfolgenden Modellen wird überprüft, ob mit einer zunehmenden sozialen Unterstützung seitens der Kollegen und Vorgesetzten die Wahrscheinlichkeit des Eintritts von Burnout verringert werden kann. Die vorliegenden Berechnungen zeigen, dass mit zunehmender sozialer Unterstützung die Mitarbeiter pro Stufe um 3% weniger gefährdet sind (OR 0,97 95%CI 0,96-0,98), eine hohe Burnout-Symptomatik zu entwickeln.

Im adjustierten Modell bleibt der OR-Wert weiterhin unverändert und signifikant (vgl. Tabelle 15). Folglich kann eine Confounderwirkung der Kontrollvariablen ausgeschlossen werden. Soziale Unterstützung allein erklärt einen Varianzanteil von 10%. Durch Hinzunahme der Kontrollvariablen verbessert sich die Varianzaufklärung auf rund 22%. Im adjustierten Modell kommt es ebenfalls zu einer signifikanten Beeinflussung durch die Variablen Alter, spezielle Dienste und Geschlecht. Diese sind weitestgehend vergleichbar mit den Regressionskoeffizienten vorangegangener Modelle. Der Einfluss der Variable Berufserfahrung verliert sich allerdings in diesem Modell. Beide Modelle weisen insgesamt eine akzeptable Modellgüte auf (Omnibus-Test p<0.001) und der Hosmer-Lemeshow-Test bleibt über dem Wert von p<0,05. Insgesamt können hier 65% bzw. 68% der Fälle richtig klassifiziert werden.

Tabelle 15 Regression: Soziale Unterstützung und Burnout

Variablen im Modell		Regressions-koeffizient B	SE	Odds Ratio (95%CI)	Nagelkerkes R^2	-2 Log Likelihood
Modell 1	Soziale Unterstützung	-,03**	,01	,97 (,96-,98)	,101	480,12
	Konstante	1,66**	,41	5,29		
Modell 2	Soziale Unterstützung	-,03**	01	,97 (1,03-1,05)	,221	442,08
	Geschlecht	,67*	,27	1,96 (1,1-3,34)		
	Alter (30-39 Jahre)	-,78*	,39	2,18 (1,02-4,65)		
	Bereitschafts-dienst	-,75*	,30	,47 (,26-,86)		
	Wechseldienst	-,72**	,27	,2,06 (1,22-3,46)		
	Konstante	-,16	,73	,85		

Signifikanzniveau (Wald-Statistik) *p<,05; **p<,01; n.s. nicht signifikant. Referenzkategorie: Geschlecht (männlich); Alter (<30 Jahre); Berufserfahrung (<5 Jahre); Bereitschafts- und Wechseldienst (nie bzw. keine Angabe).

Nach den vorliegenden Erkenntnissen sind Personen, die eine hohe soziale Unterstützung erfahren, weniger von einer hohen Burnout-Symptomatik betroffen. Die soziale Unterstützung gilt hier, ohne größeren Einfluss der anderen Faktoren, als ein Schutzfaktor.

Die COPSOQ-Skala soziale Unterstützung berücksichtigt zwei Gruppen, von denen die Unterstützung ausgehen kann. Zum einen handelt es sich um die Unterstützung seitens der Kollegen (z. B. *„Wie oft erhalten Sie Hilfe und Unterstützung von Ihren Kollegen?"*), zum anderen von Vorgesetzten (z. B. *„Wie oft ist Ihr unmittelbarer Vorgesetzter bereit, sich Ihre Arbeitsprobleme anzuhören?"*). Um zu überprüfen, wessen Unterstützung mehr ins Gewicht fällt, wurden hierfür zwei Skalen gebildet und auf

Kontrollvariablen adjustiert. Ausgehend von einem akzeptablen Cronbach's Alpha-Wert >0,7, weisen beide Skalen eine gute interne Konsistenz auf [16].

Die Ergebnisse stützen die Hypothese, dass eine Unterstützung seitens der Vorgesetzten mit einer reduzierten Burnout-Symptomatik beim Betreuungsperso-nal einhergeht (OR 0,98 95%CI 0,97-0,99) und somit mehr ins Gewicht fällt als die Unterstützung von Kollegen (OR 0,99 95%CI 0,98-1,004). Bei Letzterer wurde kein signifikanter Einfluss auf Burnout festgestellt. Der Omnibus-Test der Modellkoeffi-zienten zeigt insgesamt, dass eine gute leistungsfähige Modelgüte besteht (Omni-bus-Wert p<0,001). Durch die Unterstützung der Vorgesetzten wird ein Varianz-anteil von 10% in der Burnout-Variable erklärt. Kollegiale Unterstützung erklärt zusätzlich einen Varianzanteil von 0,7%. Folglich führt die im zweiten Schritt ein-gefügte Variable zu keiner Verbesserung der Modellgüte bei.

Hypothesenüberprüfung: Gesamtmodell und Burnout

■ **Gesamtmodellhypothese:** *Mit zunehmenden Arbeitsanforderungen bei gleichzeitig geringem Handlungsspielraum sowie geringer sozialer Unterstützung steigt die Wahr-scheinlichkeit des Eintritts von Burnout bei Beschäftigten in der Behindertenhilfe*

Wie bereits im Methodenteil erwähnt, wird zunächst der Gesamteffekt aller im Job-Demand-Control-Support-Modell berücksichtigten Aspekte in einem Gesamtmodell analysiert, wobei alle Prädiktoren blockweise aufgenommen werden (Modell 1). Dar-aufhin wird mittels einer schrittweisen Analyse das leistungsfähigste Modell ermittelt (Modell 2). Zum Schluss werden quantifizierte Risiken derselben Prädiktoren (niedrige vs. hohe Ausprägung) für hohe Burnout-Symptomatik berechnet (Modell 3).
In den ersten beiden berechneten Modellen wird aufgezeigt, dass Geschlecht, Alter (30-39 Jahren) und Bereitschaftsdienst die stärksten soziodemografischen und arbeitsbezogenen Prädiktoren sind (vgl. Tabelle 16). Demnach haben Frauen ein ca. 2,5-fach erhöhtes Risiko gegenüber Männern, emotional erschöpft zu sein. Mit-arbeiter im Alter zwischen 30 und 39 Jahren weisen im Gegensatz zu anderen Altersgruppen ebenfalls ein 2,6-fach erhöhtes Risiko auf, von einer hohen Burnout-Symptomatik betroffen zu sein. Entgegen der Erwartung zeigt sich, dass Beschäf-tigte, die mindestens ein Mal im Monat Bereitschaftsdienst haben, ein um 60%

---

[16] Die neu gebildete Summenskala soziale Unterstützung von Kollegen weist einen Cronbach's Alpha-Wert von 0,79 auf und die Summenskala soziale Unterstützung von Vorgesetzten erreicht einen Cronbachs Alpha-Wert von 0,85.

reduziertes Risiko für eine hohe Burnout-Symptomatik aufweisen gegenüber Beschäftigten, die nie Bereitschaftsdienste absolvieren.

Die vorliegenden Ergebnisse der ersten beiden Modelle zeigen, dass (1) emotionale Anforderung, (2) Work-Privacy-Conflict und (3) Einfluss bei der Arbeit die stärksten Prädiktoren im Job-Demand-Control-Support-Modell sind. Von einer gegenseitigen Beeinflussung der Prädiktoren untereinander kann ebenfalls abgesehen werden. Die berechneten Risiken im Gesamtmodell bleiben bei den Prädiktoren, mit Ausnahme von Anforderungen, Emotionen zu verbergen, über alle Schritte überwiegend konstant. Es zeigt sich, dass diese drei Prädiktoren unabhängig voneinander und ohne großen Einfluss anderer Prädiktoren im Modell als bedingtes Risiko angesehen werden können[17]. In den ersten beiden Modellen gibt es eine akzeptable Modellgüte mit einer Varianzaufklärung zwischen 44% und 47%. Im Gesamtmodell konnten schließlich 76,3% und im schrittweisen Modell 74,4% der Fälle mit einer hohen Burnout-Symptomatik richtig klassifiziert werden.

Die im dritten Modell eingefügten Prädiktoren werden beim mittleren Skalenwert in niedrige (Werte 0-49) bzw. hohe (Werte 50-100) Ausprägungen unterteilt. Mittels der schrittweisen Analyse wird ebenfalls das leistungsfähigste Modell ermittelt. Dabei ergeben die quantifizierten Risiken bei drei Variablen aus der Dimension Anforderung ein anderes Ergebnis als in den vorher berechneten Modellen mit metrisch skalierten Prädiktoren. Während quantitative Anforderungen und Anforderungen, Emotionen zu verbergen in den ersten beiden Modellen keine signifikanten Ergebnisse erzielen, weisen sie in ihrer hohen Ausprägung ein 2-fach erhöhtes Risiko für eine emotionale Erschöpfung auf (OR 2,2 95%CI 1,29-3,77 bzw. OR 1,95 95%CI 1,12-3,33). Umgekehrt zeigt sich, dass der Prädiktor emotionale Anforderung in seiner hohen Ausprägung keinen signifikanten Einfluss auf Burnout ausübt. Die weiteren Prädiktoren in diesem Modell entsprechen weitestgehend den Ergebnissen der vorangegangenen Modelle. Ein 6-fach (OR 6,2, 95%CI 3,6-10,5) erhöhtes Risiko für eine ausgeprägte Burnout-Symptomatik stellt die hohe Anforderung hinsichtlich der Vereinbarkeit von Familie und Beruf dar. Des Weiteren weisen Beschäftigte mit einem geringen Einfluss bei der Arbeit ein fast 2-fach (OR 1,7 95%CI 1,01-2,76) erhöhtes Risiko auf, von Burnout betroffen zu sein. Soziale Unterstützung und Entscheidungsspielraum haben in

---

[17] Eine Prüfung der Interaktion zwischen der im letzten Schritt eingefügten Variable soziale Unterstützung und der daraufhin als nicht mehr signifikant eingestuften Variable Anforderungen, Emotionen zu verbergen, zeigt keine Hinweise auf Effektmodifikationen.

Tabelle 16 Regression des Gesamtmodells

Variablen im Modell	1. Gesamtmodell OR 95%CI (letzter Schritt)	2. Schrittweises Modell (7. Schritt) OR 95%CI		3. Schrittweises Modell (7. Schritt mit dichotomisierten Variablen)
Geschlecht	2,5** (1,37-4,82)	2,3** (1,25-4,17)		2,5** (1,41-4,58)
Altersklassen (< 30 Jahre)	1	1		1
30-39 Jahre	2,6* (1,07-6,47)	2,6* (1,17-5,94)		2,3* (1,04-5,03)
40-49 Jahre	n.s.	n.s.		n.s.
> 50 Jahre	n.s.	n.s.		n.s.
Berufserfahrung	n.s.	n.s.		n.s.
Bereitschaftsdienst	0,4** (0,17-0,72)	0,4** (0,18-0,71)		0,4** (0,19-0,7)
Wechseldienst	n.s.	n.s.		n.s.
Quantitative Anforderungen	n.s.	n.s.	niedrig vs. hoch	2,2** (1,29-3,77)
Emotionale Anforderungen	1,03** (1,01-1,05)	1,03** (1,01-1,05)	niedrig vs. hoch	n.s.
Anforderungen, Emotionen zu verbergen	n.s.	n.s.	niedrig vs. hoch	1,95* (1,12-3,33)
Work-Privacy-Conflict	1,04**(1,03-1,05)	1,04**(1,03-1,05)	niedrig vs. hoch	6,2** (3,6-10,5)
Einfluss bei der Arbeit	0,98* (0,96-0,99)	0,98* (0,97-0,99)	niedrig vs. hoch	1,7* (1,01-2,76)
Entscheidungsspielraum	n.s.	n.s.	niedrig vs. hoch	n.s.
Soziale Unterstützung	n.s.	n.s.	niedrig vs. hoch	n.s.
Nagelkerkes R^2 Omnibustest (Signifikanzniveau für das letzte Modell)	0,47**	0,44**		0,38**

Signifikanzniveau (Wald-Statistik) *p<,05; **p<,01; n.s. nicht signifikant.
Referenzkategorie: Geschlecht (männlich); Alter (<30 Jahre); Bereitschafts- und Wechseldienst (nie bzw. keine Angabe); Anforderungen (niedrig); Handlungsspielraum/soziale Unterstützung (hoch).

diesem Modell ebenfalls keinen signifikanten Einfluss. Dieses Modell hat eine akzeptable Modellgüte mit einer vergleichsweise geringeren Varianzaufklärung von 38%, denn die Transformation der Variablen auf ein niedriges Skalenniveau geht immer mit einem Informationsverlust einher. Schließlich werden Im letzten Schritt insgesamt 76,8% der Fälle richtig klassifiziert.

5 Diskussion

Ziel der vorliegenden Arbeit war es zum einen die Arbeitssituation in der Behindertenhilfe im Ansatz zu beschreiben und zum anderen den Zusammenhang zwischen den einzelnen Aspekten bzw. Dimensionen des Job-Demand-Control-Support-Modells und dem wahrgenommenen Burnout zu untersuchen. Die Analyse erfolgte anhand von empirischen Daten, die im Rahmen einer Querschnittsuntersuchung bei zehn Sozialhilfeträgern mithilfe des COPSOQ-Instruments erhoben wurden. Die im COPSOQ gemessenen Aspekte wurden bisher in wenigen empirischen Untersuchungen auf ihre modelltheoretische Aussagekraft hin überprüft (Burr et al., 2010). Des Weiteren stellten Devereux et al. (2009) fest, dass eine umfassende Untersuchung des Job-Demand-Controll-Support-Modells in seiner vollständigen Form in der Behindertenhilfe noch nicht vorgenommen wurde.

Bezüglich der Identifikation relevanter Stressoren und Ressourcen, die Burnout beeinflussen, gibt es bereits zahlreiche Untersuchungen. Da die meisten jedoch aus dem angloamerikanischen Raum stammen, sind die Ergebnisse nicht direkt auf deutsche Arbeitsbedingungen in der Behindertenhilfe übertragbar. Aus diesem Grund wurde eine Untersuchung im deutschen Raum durchgeführt. Die Studienergebnisse werden im folgenden Kapitel unter Berücksichtigung der verwendeten Methoden und der aktuellen wissenschaftlichen Literatur kritisch diskutiert.

5.1 Methodendiskussion

Rücklaufquote

Die Rücklaufquote ist ein wichtiger Indikator für die Bedeutsamkeit der Forschungsergebnisse. Insbesondere bei postalischen Befragungen können geringe Rücklaufquoten zu einem Selektionsbias führen (Diekmann, 2005). Höhere Rücklaufquoten hingegen, gehen mit größeren Datensätzen, stärkerer statistischer Aussagekraft sowie kleineren Konfidenzintervallen der Stichprobenergebnisse einher (Rogelberg & Stanton, 2007). Da die Fragebögen von den Einrichtungen selbst verteilt wurden, war die Berechnung des Rücklaufs gewissen Unsicherheiten unterworfen. Eine Kontrolle über die Verteilung der Fragebögen durch die Einrichtungsleitung an alle Beschäftigten ist aus organisatorischen Gründen nicht möglich gewesen. Des Weiteren kann nicht ausgeschlossen werden, dass Einrichtungsleitungen mehr Fragebögen anforderten, als sie Mitarbeiter beschäftigen. Eine

Non-Responder-Analyse ist aus diesen Gründen auch nicht möglich gewesen. Die Rücklaufquote von 45% in der vorliegenden Studie ist in Anbetracht der sensiblen Themen und des Fragebogenumfangs als gut zu bewerten. Vergleicht man die vorliegenden Daten mit den systematisch ermittelten Rücklaufquoten aus postalischen Mitarbeiter-Befragungen (Studien N=56), in denen durchschnittlich 35% der Befragten antworteten, lässt die Rücklaufquote in dieser Befragung auf eine hohe Akzeptanz und damit auch auf die Relevanz der einbezogenen Themen schließen (Baruch & Holtom, 2008).

Repräsentativität

Im Hinblick auf die Repräsentativität der Stichprobe sollten die Ergebnisse jedoch vorsichtig interpretiert werden. Die Repräsentativität ist eine wichtige Voraussetzung, um von der Stichprobe auf die Grundgesamtheit schließen zu können. Obwohl die teilnehmenden Sozialeinrichtungsträger ursprünglich aus einer Zufallsstichprobe identifiziert wurden, sind die Studienaussagen nicht vorbehaltlos auf die Grundgesamtheit übertragbar, da diese Zufallsstichprobe aus Praktikabilitätsgründen modifiziert wurde (vgl. Kapitel 3.1).

Fehlende Werte

Eine weitere methodische Problematik ergibt sich aus den fehlenden Werten. Fehlende Werte können zu verzerrten und ineffizienten Schätzungen führen. Auf moderne imputations- und modellbasierte Verfahren der Ersetzung fehlender Werte wurde jedoch verzichtet, da der Anteil der fehlenden Werte bei fast allen Items, mit Ausnahme des Alters (5,4%), deutlich unter 5% lag. Stattdessen wurde das fallweise Ausschlussverfahren der fehlenden Werte vorgenommen, d.h. in die Analyse wurden nur Fälle einbezogen, die für alle untersuchten Variablen gültige Werte besitzen. Der Nachteil dieses Verfahren liegt darin, dass mit der Reduktion der Stichprobe ein Verlust der Power zu erwarten ist.

Der Copenhagen Psychosocial Questionnaire (COPSOQ)

Die Aussagekraft einer Studie wird maßgeblich durch die Verwendung wissenschaftlich basierter Befragungsinstrumente beeinflusst. Bei dem COPSOQ-Fragebogen handelt es sich um ein theoriebasiertes und psychometrisch umfassend geprüftes Instrument (Eignung im Sinne der ISO 10075-3, DIN EN ISO 2004), das eine Synthese aus verschiedenen theoretischen Modellen darstellt (Nübling et al., 2005). Der Vorteil von COPSOQ besteht darin, dass mit diesem Instrument gewonnene Ergebnisse mit den Referenzwerten anderer Berufsgruppen verglichen werden können. Da Normwerte für psychische Belastungen fehlen, erleichtert dieser Vergleich den Beteiligten die Interpretation der eigenen Ergebnisse[18].

Dennoch gilt die Messung psychischer Belastungen und Beanspruchungen wegen der Unbestimmtheit der Begriffe als schwierig (Rau, 2010). Die Methode der direkten Befragung hat zwar den Vorteil der kostengünstigen Erhebung von Daten bei großen Fallzahlen, allerdings werden bei dem COPSOQ-Verfahren die allgemeine Befindlichkeit und Arbeitssituation der Befragten rein subjektiv analysiert, wobei die Vorgesetzten- und Beschäftigtensicht gleichermaßen berücksichtigt werden. Der COPSOQ-Fragebogen wird vermehrt als Screening Instrument in der betrieblichen Praxis in unterschiedlichen Berufsfeldern eingesetzt. Dabei sollte beachtet werden, dass die Art der Fragestellungen oder die vorgegebenen Antwortformate nicht auf alle Berufsgruppen gleichermaßen zutreffen. In der vorliegenden Befragung antworteten beispielsweise über 200 Personen auf die Frage „*Wenn Sie private Dinge erledigen müssen, können Sie Ihren Arbeitsplatz ohne besondere Erlaubnis für eine halbe Stunde verlassen?*" (Skala Entscheidungsspielraum) mit ‚nie/fast nie'. Unangekündigtes Verlassen des Arbeitsplatzes in stationären Einrichtungen könnte unter Umständen schwerwiegende Konsequenzen haben, denn die Betreuer würden damit gegen die Aufsichtspflicht verstoßen[19]. In Bezug auf die Interpretation der Ergebnisse bedeutet dies, dass die einzelnen Skalen bedingungsbezogen und immer im Kontext der jeweiligen Tätigkeit betrachtet werden müssen.

Zudem liegt der Schwerpunkt von COPSOQ auf der Verhältnisprävention. Persönlichkeitsmerkmale wie beispielsweise Eigeninitiative, individuelle Bewältigungsstrategien oder interne/externe Kontrollüberzeugungen werden nicht erfasst. Dabei können diese Merkmale im Zusammenhang mit den Beanspruchungen als moderierende Effekte auftreten. Demzufolge üben persönliche Ressourcen, wie die Qualifikation oder die in der Persönlichkeit des bzw. der Helfer verankerten, prädispositionären Eigenschaften einen erheblichen Einfluss auf das psychische Wohlbefinden aus (Oppolzer, 2010; Driller, 2008; Pines, Aronson & Kafry, 2006).

---

[18] Die COPSOQ-Datenbank wird immer wieder aktualisiert, daher wird auf den aktuellen Gesamtdurchschnitt von 2011 Bezug genommen (FFAS 2011). Inzwischen liegen Daten von über 35.000 Befragten vor.

[19] Träger von Einrichtungen der Eingliederungshilfe haben grundsätzlich eine Aufsichtspflicht gegenüber den von ihnen betreuten Personen (Union Versicherungsdienst GmbH, 2011).

Es wird argumentiert, dass Befragungsstudien dieser Form Gefahr laufen, den sogenannten ,Common Method Bias' zu erzeugen. Diese Bias-Form kann auftreten, wenn z. B. die Erfassung unabhängiger und abhängiger Variablen zum selben Zeitpunkt und von derselben Datenquelle erfolgt, da diese sich bekanntlich gegenseitig beeinflussen können. Der Einfluss des jeweils aktuellen psychischen Zustands oder der situativen Einflüsse kann zu einer beeinträchtigungsspezifischen Verzerrung der Bewertung von Belastungen bzw. Beanspruchungen führen. Der Zusammenhang kann somit überschätzt werden (Rau, 2010).

Interne Konsistenz der Skalen

Insgesamt sprechen die Ergebnisse der Reliabilitätsanalyse für eine gute interne Konsistenz der untersuchten Skalen. In der Reliabilitätsanalyse weisen alle Skalen, mit Ausnahme von Entscheidungsspielraum, ein Cronbach's Alpha-Wert von ≥0,7 auf. Die Reliabilitätsanalyse zeigte, dass der Cronbach's Alpha-Wert dieser Skala bei Weglassen von Item *„Wenn Sie private Dinge erledigen müssen, können Sie Ihren Arbeitsplatz ohne besondere Erlaubnis für eine halbe Stunde verlassen?"* nicht mehr steigen würde. Die erzielten Werte haben große Ähnlichkeit mit der deutschen Validierungsstudie von Nübling et al. (2005). Die Werte der Summenskalen Burnout, soziale Unterstützung und Work-Privacy-Conflict entsprechen exakt den Ergebnissen dieser Validierungsstudie. Drei weitere Skalen (Quantitative Anforderungen, Anforderungen, Emotionen zu verbergen und Einfluss bei der Arbeit) zeigen etwas höhere Cronbach's Alpha-Werte und zwei liegen knapp darunter (Entscheidungsspielraum und emotionale Anforderungen; vgl. Tabelle 4).

Studiendesign

Das gewählte Querschnittdesign und der COPSOQ-Fragebogen sind geeignet, die Zusammenhänge zwischen Belastungen und Beanspruchungen im Ansatz transparent zu machen, aber unzureichend, um unmittelbar konkrete inhaltliche Veränderungen ableiten zu können. Aussagen über Kausalzusammenhänge lassen sich zwar theoretisch begründen, doch aufgrund der unklaren zeitlichen Sequenz zwischen Exposition und Outcome nicht ausnahmslos belegen. Folglich sind Odds Ratios in Querschnittuntersuchungen lediglich Hinweise auf einzelne Einflussfaktoren und sollten mit Vorsicht interpretiert werden.

Confounderwirkung

Da in der vorliegenden Arbeit keine Normalverteilung innerhalb der Antwortkategorien vorlag, wurde eine logistische Regression durchgeführt. Dieses statistische Verfahren setzt keine Normalverteilungsannahme voraus (Bewick, Cheek & Ball, 2005). Bei der logistischen Regressionsanalyse wurde durch die Aufnahme der Kontrollvariablen versucht, eine mögliche Verzerrung der Ergebnisse durch weitere Faktoren so gering wie möglich zu halten. Allerdings kann nicht ausgeschlossen werden, dass die Ergebnisse durch weitere, nicht in die Analyse einbezogene bzw. nicht erfasste Faktoren beeinflusst werden können.

Vergleichbarkeit mit anderen Studien und Cut-Off-Werte

Ein Vergleich der Ergebnisse dieser Erhebung mit den Veröffentlichungen zur Arbeitssituation in der Behindertenhilfe ist kaum möglich. Das liegt vor allem an der unterschiedlichen Verwendung der Messinstrumente. Vorwiegend wird mit dem weitverbreiteten MBI gearbeitet (Maslach & Jackson, 1981). Beim COPSOQ wird hingegen die Subskala ‚personal burnout' aus dem CBI verwendet (Borritz et al., 2006a). Die Generalisierbarkeit der vorliegenden Ergebnisse wird damit erheblich erschwert. Zur Bestätigung dieser Ergebnisse wäre es daher wünschenswert, weitere Studien in der Behindertenhilfe mit diesem Instrument durchzuführen.

Eine weitere methodische Einschränkung besteht bei der Bestimmung des Burnout-Risikos. In der vorliegenden Untersuchung wurde der Cut-off bei der Skalenmitte getroffen, damit die Definition von niedriger bzw. hoher Burnout-Symptomatik unabhängig von der Verteilung in der zugrunde liegenden Studienpopulation ist. Allerdings gehen mit dem Setzen eines Cut-off-Wertes wertvolle I nformation verloren und das Burnout-Risiko für diese Berufsgruppe kann überschätzt werden. Aus diesem Grund werden in der weiteren Diskussion die Mittelwerte von anderen Berufsgruppen herangezogen, die ebenfalls den CBI verwendet haben.

5.2 Ergebnisdiskussion

5.2.1 Studienkollektiv

Frauen sind in dieser Befragung mit 73% überrepräsentiert. Dieses Ergebnis entspricht in etwa der charakteristischen Geschlechterverteilung in den sozialen Berufen (Breiholz, 2005). Beispielsweise ist die Hälfte aller erwerbstätigen Frauen in Europa vorwiegend in Erziehungs- und Gesundheitsbereichen sowie im Groß- und Einzelhandel vertreten (Ducki & Kalytta, 2009a). Das Durchschnittsalter der Befragten betrug zum Befragungszeitpunkt 41 Jahre und liegt damit geringfügig unter dem Gesamtdurchschnitt von 42,1 Jahren der erwerbstätigen Bevölkerung in Deutschland im Jahr 2010 (Statistisches Bundesamt, 2011). Über die Hälfte der Studienteilnehmer (53%) arbeiten weniger als 10 Jahre in der Behindertenhilfe. Berücksichtigt man das entsprechende Durchschnittsalter der Beschäftigten, so liegt die Vermutung nahe, dass viele der Befragten in dieses Tätigkeitsfeld quer eingestiegen sind. Abgesehen von den zwei großen Berufsgruppen der Erzieher (27%) und Heilerziehungspfleger (26%) ist das Studienkollektiv insgesamt sehr heterogen (vgl. Tabelle 2). Interessant ist, dass in der vorliegenden Stichprobe die drittgrößte Beschäftigtengruppe eine pflegerische Qualifikation vorweist (14%). Aus diesem Grund wird in der weiteren Diskussion auch auf Studien zurückgegriffen, die nicht nur pädagogisch, sondern auch pflegerisch tätiges Personal untersuchen.

Im Hinblick auf die Verteilung der Erwerbszeit zeigen sich starke geschlechterspezifische Unterschiede. Demnach sind Frauen in der Gruppe der Teilzeitbeschäftigten deutlich stärker vertreten als Männer (41% vs. 10%). Laut Ducki und Kalytta (2009a) schränken Frauen im Gegensatz zu Männern ihre Erwerbstätigkeit in Abhängigkeit vom Alter und der Anzahl der Kinder erheblich ein. Da in dieser Untersuchung die Anzahl der im Haushalt lebenden Kinder nicht erhoben wurde, kann die Frage zur unterschiedlichen zeitlichen Verteilung von Arbeit und Familie nicht abschließend beantwortet werden. Anforderungen hinsichtlich der Vereinbarkeit von Privatleben und Beruf werden im weiteren Text ausführlicher diskutiert.

Spezielle Dienste

Die vorliegenden Ergebnisse zeigen, dass rund 21% der Befragten mindestens ein Mal im Monat Bereitschaftsdienst, 42% Nachdienst, 30% geteilte Dienste und fast

70% Wechseldienst absolvieren. Verglichen mit den Ergebnissen von Gregersen et al. (2010) beim Altenpflegepersonal übernehmen die Beschäftigten in der Behindertenhilfe prozentual häufiger Nacht- und Wechselschichten.

5.2.2 Spezifische Aspekte in der Behindertenhilfe

Aggressivität ist eine sehr häufig auftretende Verhaltensweise bei Menschen mit geistiger Behinderung (Hennicke, 2003). In der vorliegenden Studie gaben 64% der befragten Personen an, in den vergangenen zwölf Monaten körperliche Aggression erlebt zu haben; 82% berichteten von verbaler Aggression. Diese Ergebnisse deuten darauf hin, dass aggressive Verhaltensweisen zum Betreuungsalltag in Einrichtungen der Behindertenhilfe gehören. In der Literatur variiert die Prävalenz aggressiver Übergriffe und verbaler Beleidigungen je nach Studienpopulation und Setting. In der Studie von Crocker et al. (2006) liegt die Prävalenz von verbaler und körperlicher Aggression in der Behindertenhilfe jeweils bei 24,4%. Allerdings wird die Problematik des herausfordernden Verhaltens nicht nur in pädagogischen Berufen mit geistig behinderten Menschen beobachtet. Eine aktuelle Studie aus Deutschland zeigt prozentual vergleichbar hohe Werte an erlebter körperlicher (89,4%) und verbaler (70,7%) Aggression in drei unterschiedlichen Settings (psychiatrische Kliniken, Altenpflegeheime und Werkstätten für Menschen mit Behinderung; Franz et al., 2010). Aspekte zu Art und Ziel der Aggression können an dieser Stelle nicht abschließend geklärt werden, da in der vorliegenden Untersuchung lediglich die Häufigkeit der erlebten Aggression erfragt wurde.

Obwohl die meisten Befragten körperliche und verbale Gewalt erleben, fühlen sich nur wenige davon stark belastet (18,5%). Prozentual gesehen nehmen Mitarbeiter in der Studie von Franz et al. (2010) häufiger eine Belastung durch aggressives Verhalten wahr (27,6%). Doch bei einer genaueren Betrachtung des Settings geben Beschäftigte in Werkstätten für Menschen mit Behinderung eine vergleichsweise geringe Belastung an (19,2%). Eine mögliche Erklärung hierfür wäre, dass in diesem Arbeitsumfeld das herausfordernde Verhalten eine charakteristische Gegebenheit ist. Die Beschäftigten haben trotz belastender Situationen einen Weg gefunden damit umzugehen. Dennoch führt der Kontakt mit behinderten Menschen zu einer Vielzahl, zum Teil ambivalenter Gefühle beim Betreuer. Gefühle wie Angst vor Aggressionen, Ärger, Wut, Ekel oder eigene Hilflosigkeit können auf eine Weise hervorgerufen werden, wie sie bei anderen beruflichen Tätigkeiten kaum zu erwarten sind (Marquard, Runde & Westphal, 1993; Franz et al., 2010).

Weitere Einzelfragen, die die spezifische Situation in der Behindertenhilfe erfassen, wurden auf der Basis von Interviews mit zwei Experten und drei Mitarbeitern aus der Behindertenhilfe erstellt. Im Folgenden werden diese Einzelfragen diskutiert. Auf die Frage, ob die Beschäftigten bei der Arbeit mit den Klienten oft gereizt sind, antworteten die meisten (64%) mit ‚trifft nicht' bzw. ‚trifft eher nicht zu'. Immerhin gaben 30% an, durch die Interaktion mit den Klienten ‚teilweise' gereizt zu sein. In mehreren qualitativen Untersuchungen berichteten die Betreuer dagegen eindringlich, wie schwierig der Umgang mit den Klienten sein könne und wie oft sie Gefühle empfänden, die sie eigentlich nicht zulassen wollten (Marquard, Runde & Westphal, 1993; Whittington & Burns, 2005). Die Beschäftigten seien im besonderen Maße von dem Konflikt zwischen persönlichkeitszentrierter Rolle als guter Helfer und der Konfrontation mit den jeweils hervorgerufenen Gefühlen betroffen, urteilen die Autoren Marquard, Runde und Westphal (1993). An dieser Stelle stellt sich die Frage, ob die Befragten in der vorliegenden Untersuchung tatsächlich die wahren Empfindungen bekundet haben oder ihre Antworten dem sozial Erwünschten entsprachen.

Im Hinblick auf das Klienten-Betreuer-Verhältnis gaben 30% der Befragten an, für zu viele Klienten zuständig zu sein. Zwar wäre hierdurch der moderate Mittelwert (MW=50,4) für quantitative Arbeitsanforderungen plausibel, aber eine abschließende Klärung des Belastungsempfindens ist aufgrund fehlender objektiver Daten schwierig. Weitere differenzierte Analysen zum Klienten-Betreuer-Verhältnis in der Behindertenhilfe und das daraus resultierende Belastungsempfinden sind wünschenswert.
Die Ansteckungsangst am Arbeitsplatz – ein weiterer negativ behafteter Aspekt – wurde von den meisten Beschäftigten als eine unwesentliche Belastung bewertet.

Positiv zu betrachten sind die Aspekte der rechtlichen Kenntnisse im Umgang mit den Klienten und die subjektive Einschätzung der geleisteten Förderung bzw. Bemühung um den Klienten. Der Großteil aller Befragten fühlt sich in rechtlichen Belangen gut informiert und betrachtet seine Tätigkeit als sinnhaftig. Die Zusammenarbeit mit den Angehörigen wird eher positiv bewertet, nur wenige empfinden sie als unangenehm (15%).

5.2.3 Burnout in der Behindertenhilfe

Verteilung von Burnout

Wie bereits angedeutet, ist ein Vergleich dieser Ergebnisse mit anderen Ver-öffentlichungen zur Arbeitssituation in der Behindertenhilfe kaum möglich, da unterschiedliche Messinstrumente verwendet werden. In der weiteren Diskussion wird lediglich auf wenige Studien zurückgegriffen, die dasselbe Instrument ein-setzten.

Ausgehend von einem Cut-Off von ≥50, weisen rund 40% der Beschäftigten eine moderate bis hohe Burnout-Symptomatik auf. Kowalski et al. (2010) gliedern das Ausmaß der emotionalen Erschöpfung (MBI Fragebogen) in drei Risikogruppen ein (Niedrig 0-1,49; Moderat 1,50-3,49 und Hoch 3,5-6,0). Demnach weisen von 175 pädagogisch tätigen Mitarbeitern rund 30% eine moderate und 7,4% eine starke Burnout-Symptomatik auf. Allerdings handelt es sich hierbei um internationale Cut-Off-Werte, die nicht uneingeschränkt auf die deutsche Bevölkerung zu über-tragen sind. Durch das Setzen von willkürlichen Cut-Off-Werten kann das Burnout-Risiko überschätzt werden. Folglich werden die Mittelwerte anderer Berufsgruppen herangezogen, deren Daten ebenfalls mit dem CBI erhoben wurden.

In einer dänischen Studie wurde der CBI bei 1.914 Personen aus 23 verschiedenen Sozialeinrichtungen verwendet, darunter 307 Personen aus der Behindertenhilfe. Obwohl organisationsbezogene Mittelwerte fehlen, zeigt sich, dass die Studien-teilnehmer aus vergleichbaren Berufen in Dänemark im Mittel seltener angeben, emotional erschöpft zu sein (MW=35,9, SD=16,5 vs. MW=44, SD=18,9; Borritz et al., 2006a). Im Vergleich zu anderen Berufsgruppen aus der COPSOQ-Datenbank (Stand 2011) gibt es einen geringeren Mittelwertunterschied. Demnach liegt der Mittelwert für Burnout bei Beschäftigten in den Sozial- und Gesundheitsberufen bei MW=46 und ist damit um zwei Punkte höher als in der vorliegenden Untersuchung. Entsprechend liegt der COPSOQ-Durchschnittswert (für alle Berufe) um zwei Punkte niedriger (MW=42; Nübling, 2011). In der NEXT-Studie finden sich vergleich-bare Werte beim Altenpflegepersonal (MW=44,2; Simon et al., 2005).

Soziodemografische Faktoren und Burnout

Die vorliegenden Ergebnisse zeigen, dass Frauen gegenüber Männern ein 2-fach erhöhtes Risiko einer hohen Burnout-Symptomatik aufweisen. Studienergebnisse in der allgemeinen Burnout-Forschung zum Zusammenhang zwischen Geschlecht und Burnout sind nicht einheitlich. Einige Studien weisen eine hohe Burnout-Symptomatik bei Frauen nach, andere wiederum zeigen, dass Männer häufiger von Burnout betroffen sind (Maslach, Schaufeli & Leiter, 2001). Im Gegensatz zu den vorliegenden Studienergebnissen weisen Männer in der Studie von Kowalski et al. (2010) ein 4-fach erhöhtes Risiko für eine hohe emotionale Erschöpfung auf. Andere Studien konnten keinen Zusammenhang zwischen Geschlecht und Burnout feststellen (Mutkins, Brown & Thorsteinsson, 2011; Lasalvia et al., 2009; Shaddock, Hill & van Limbeek, 1998; Ahola et al., 2005). In einer Populationsstudie aus Finnland mit über 3000 Beschäftigten ermittelten die Autoren einen signifikanten, multivariaten Effekt beider Geschlechter auf Burnout. Dabei erzielten Frauen höhere Werte in der MBI-Subskala emotionale Erschöpfung und Männer in der Subskala Depersonalisation (Ahola et al., 2006).

In einem Übersichtsartikel zum ‚Job-Burnout' berichten die Autoren Maslach, Schaufeli und Leiter (2001), dass das Alter der Beschäftigten in einer konsistent starken Beziehung mit Burnout stehe. Bei jungen Mitarbeitern sind die Burnout-Werte stärker ausgeprägt als bei Beschäftigten zwischen 30 und 40 Jahren. Allerdings zeigen die vorliegenden Ergebnisse ein anderes Bild. Sowohl prozentual betrachtet als auch im multivariaten Modell sind die 30- bis 39-Jährigen im Vergleich zu anderen Altersgruppen häufiger von Burnout betroffen. Vergleichbare Ergebnisse liefert die Studie von Ahola et al. (2006). Demnach weisen vor allem Frauen in den höheren Altersgruppen hohe Burnout-Werte auf.

In der vorliegenden Untersuchung wurde beobachtet, dass Personen, die bereits elf bis 15 Jahre in der Behindertenhilfe arbeiten, häufiger emotional erschöpft sind. (vgl. Abbildung 5; Tabellen 11-13). Bei Ahola et al. (2006) zeigen sich signifikante multivariate Effekte auf Burnout mit zunehmender Berufserfahrung beider Geschlechter. In der Literatur über die Lage der Beschäftigten in der Behindertenhilfe sind die Ergebnisse zum Alter bzw. Berufserfahrung und Burnout teilweise widersprüchlich. Während Kowalski et al. (2010) sowie Shaddock, Hill und van Limbeek (1998) keinen Zusammenhang zwischen Alter und Burnout feststellen, fanden die Autoren Rafferty, Friend und Landsbergis (2001) in ihrer Untersuchung eine negative

Beziehung mit der MBI-Subskala Depersonalisation bzw. eine positive mit der Subskala persönliche Leistungsfähigkeit. In einem systematischen Review mit insgesamt 15 eingeschlossenen Studien zum Burnout in der Behindertenhilfe wird von keiner einzigen Studie berichtet, die diesen Zusammenhang untersucht. Es wird lediglich eine Studie aufgeführt, die einen Zusammenhang zwischen Berufserfahrung und Burnout untersucht. Demnach korrelieren die MBI-Subskalen emotionale Erschöpfung und Depersonalisation positiv mit der Berufserfahrung der Beschäftigten (Skirrow & Hatton, 2007).

In der vorliegenden Untersuchung korrelieren die speziellen Dienste wie Wechsel- und Schichtdienst signifikant mit Burnout. Im multivariaten Modell zeigt sich überraschenderweise bei Personen, die mindestens ein Mal im Monat Schichtdienst leisten, eine geringere emotionale Erschöpfung gegenüber denjenigen, die nie Schichtdienst absolvieren. Diese Ergebnisse stehen im Widerspruch zu der Studie von Gregersen et al. (2010). Demzufolge stiegen die Burnout-Werte mit der zunehmenden Anzahl der Bereitschaftsdienste signifikant an. In der Studie von Ahola et al. (2006) waren die Mittelwerte in der MBI-Subskala emotionale Erschöpfung bei Beschäftigten im Schichtdienst etwas höher als bei Personen mit regulärer Tagesarbeitszeit (MW=1,28 vs. MW=1,17). Warum aber die nie im Schichtdienst Tätigen eine stärkere Burnout-Symptomatik aufweisen, kann nicht abschließend geklärt werden. Es sind womöglich andere Faktoren entscheidend, die in dieser Untersuchung nicht berücksichtigt wurden.

Zusammenhang zwischen Stressoren, Ressourcen und Burnout

Das Ziel der vorliegenden Arbeit war es, Zusammenhänge zwischen subjektiv wahrgenommenen Belastungen/Stressoren, Ressourcen und Burnout auf der Basis des Job-Demand-Control-Support-Modells anhand von Querschnittsdaten der Beschäftigten in der Behindertenhilfe zu analysieren. Auf der Basis der univariaten und multivariaten Analysen wurden alle im Kapitel 2.5 aufgestellten Hypothesen, die einen direkten Zusammenhang mit Burnout postulieren, bestätigt. Demnach besteht nach Adjustierung für weitere Kontrollvariablen ein statistisch signifikanter positiver Zusammenhang zwischen den einzelnen Anforderungsaspekten und Burnout. Weiterhin zeigt sich ein statistisch signifikanter negativer Zusammenhang zwischen Einfluss- und Entscheidungsspielraum sowie sozialer Unterstützung und Burnout. Im Folgenden werden die Ergebnisse mit anderen veröffentlichten Studien verglichen und diskutiert.

■ *Gibt es einen Zusammenhang zwischen den einzelnen Anforderungen bei der Arbeit und Burnout?*

Diese Untersuchung zeigt, dass Zeitdruck, hohes Arbeitsaufkommen, Verbergen der eigenen Emotionen und der Konflikt hinsichtlich der Vereinbarkeit von Berufs- und Privatleben als starke Prädiktoren für Burnout betrachtet werden. Zusammen erklären Anforderungen den größten Varianzanteil in der abhängigen Variable (45%). Trotz methodischer Einschränkung der vorliegenden Ergebnisse liefert diese Untersuchung den Hinweis, dass eine Überlastung der Beschäftigten sich potenziell negativ auf ihre psychosoziale Situation auswirkt und folglich zu Burnout führen kann:

Es wurde eine starke direkte Beziehung zwischen hoher Burnout-Symptomatik und dem Konflikt hinsichtlich der Vereinbarkeit von Familie und Beruf ermittelt. Verglichen mit anderen Prädiktoren derselben Dimension zeigte diese Variable sowohl im Einzel – als auch im Dimensionsmodell die größte Varianzaufklärung in der Zielvariable Burnout. Dieser Anforderungsaspekt fand bisher wenig Beachtung in der Literatur über die Lage der Beschäftigten in der Behindertenhilfe. Eine Studie weist darauf hin, dass Work-Home-Conflict ein wesentlicher Prädiktor für das allgemeine Stressempfinden (general distress) beim Betreuungspersonal ist (Hatton et al., 1999a). Studien zu anderen Helferberufen, die ebenfalls den COPSOQ verwenden, zeigen beispielsweise, dass Ärzte, die hohe Werte in der Skala Work-Privacy-Conflict angeben, sich viel stärker emotional erschöpft fühlen als diejenigen, die kaum von diesem Konflikt betroffen sind (MW=54,9 vs. MW=25,7; Fuss et al., 2008). In einer weiteren Studie von Gregersen et al. (2010) beim Altenpflegepersonal wird aufgezeigt, dass mit zunehmender Anzahl der Bereitschaftsdienste die Vereinbarkeit von Familie und Beruf deutlich erschwert wird.

Beschäftigte, die von hohen Anforderungen bei der Arbeit berichten, geben ebenfalls hohe Stresslevel an (Devereux, Hastings & Noone, 2009). Zwar wird im Einzelmodell bestätigt, dass die quantitativen Anforderungen, ohne großen Effekt der soziodemografischen und berufsbezogenen Prädiktoren, als bedingtes Risiko für Burnout betrachtet werden können. Unter Berücksichtigung aller Anforderungsaspekte verliert sich allerdings dieser Effekt durch Hinzunahme der Summenskala Work-Privacy-Conflict. Für die vorliegende Stichprobe fallen die quantitativen Anforderungen kaum ins Gewicht, wenn zeitgleich auf andere Anforderungsaspekte kontrolliert wird.

Viele internationale Studien belegen, dass insbesondere die MBI-Subdimension emotionale Erschöpfung im signifikanten Zusammenhang mit sogenannten ‚job demands' bzw. ‚job overload' steht (Aitken & Schloss, 1994; Demerouti et al., 2001; Kowalski et al., 2010; Devereux et al., 2009; Gray-Stanley & Muramatsu, 2011; Lasalvia et al., 2009; Rafferty, Friese & Landsbergis, 2001). Diese Beziehung wird sowohl mit subjektiv gemessenen Instrumenten, als auch mit objektiven Angaben (z. B. Anzahl der Stunden oder Anzahl der Klienten) beobachtet (Maslach, Schaufeli & Leiter, 2001). Allerdings handelt es sich hierbei um Studien, die überwiegend mit anderen Befragungsinstrumenten arbeiten. Die Heterogenität der verwendeten Messinstrumente erschwert eine Verallgemeinerung der Aussage zum Einfluss quantitativer Anforderungen auf Burnout.

Die vorliegende Untersuchung liefert den Anhaltspunkt, dass die Anforderung, Gefühle zu verbergen und emotionale Anforderungen sowohl im Einzel-, als auch im Dimensionsmodell in einem signifikanten Zusammenhang mit Burnout stehen. Im Dienstleistungssektor wie der Behindertenhilfe ist eine starke Klientenorientierung und Klientenzufriedenheit entscheidend, woraus sich hohe Ansprüche an die Beschäftigten ergeben. Von ihnen wird erwartet, dass sie ihre Emotionen gegenüber den Klienten und in schwierigen Situationen regulieren können (Devereux, Hastings & Noone, 2009). Je stärker die von der Organisation sowie dem persönlichem Leitbild geforderten Gefühlsäußerungen im Widerspruch zu den tatsächlichen Gefühlen stehen, umso wahrscheinlicher empfinden Betroffene eine emotionale Dissonanz (vgl. Kapitel 2.4). Die vorliegenden Daten bestätigen diese Annahme und verdeutlichen damit, dass Emotionsarbeit einen negativen Effekt auf das psychische Wohlbefinden der Mitarbeiter in helfenden Berufen ausübt. Überraschenderweise finden sich jedoch nur wenige Untersuchungen über die Situation der Beschäftigten in der Behindertenhilfe, die die Emotionsarbeit zum Forschungsgegenstand machen. Vorwiegend werden emotionale Reaktionen des Personals im Zusammenhang mit herausforderndem Verhalten der Klienten untersucht (Devereux, Hastings & Noone, 2009; Lambrechts & Maes, 2009). Beispielsweise konnten Dyer und Quine (1998) in ihrer Untersuchung belegen, dass Anforderungen, bedingt durch die charakteristischen Merkmale (z. B. Behinderungsgrad, selbstverletzendes oder herausforderndes Verhalten) der Klienten, signifikant mit Burnout korrelieren (r=0,26). Allerdings weist dieser Prädiktor im Vergleich zu anderen untersuchten Aspekten den schwächsten Zusammenhang mit Burnout auf. In einer weiteren Studie von Aitken und Schloss (1994) zeigten die psychologischen und interpersonellen Belastungen beim Umgang mit den Klienten eine mittlere signifikante Korrelation mit der MBI-Subskala emotionale Erschöpfung (r=0,62 bzw. r=0,5). Bei der Betrachtung der allgemeinen Burnout-Literatur findet man eine durchschnittliche Korrelation von r=0,32 zwischen emotionaler Dissonanz und emotionaler Erschöpfung (Zapf & Semmer, 2004). Obwohl Emotionsarbeit als grundlegend für die Entwicklung von Burnout in helfenden Berufen zu betrachten ist, fand sie noch zu wenig Beachtung im Setting der Behindertenhilfe. Nach dem Kenntnisstand der Autorin fand eine Überprüfung multivariater Zusammenhänge zwischen emotionalen Anforderungen und Burnout bis jetzt noch nicht in ausreichender Form statt.

■ *Gibt es einen Zusammenhang zwischen sozialer Unterstützung und Burnout?*
   Fällt die soziale Unterstützung seitens der Vorgesetzten mehr ins Gewicht als
   die Unterstützung von Kollegen?

Soziale Unterstützung wirkt sich im logistischen Modell unter Berücksichtigung von soziodemografischen Faktoren hinsichtlich Burnout protektiv aus. Ergebnisse der vorliegenden Untersuchung bekräftigen die Annahme, dass eine mangelnde soziale Unterstützung der Vorgesetzten mit einer höheren emotionalen Erschöpfung der Betreuer einhergeht. Mehrere Studien kommen ebenfalls zu ähnlichen Ergebnissen (Gibson, Grey & Hastings, 2009; Gray-Stanley et al., 2010; Chung & Corbett, 1998; Skirrow & Hatton, 2007). Verglichen mit der Unterstützung von Kollegen zeigt die Studie von Rafferty, Friend und Landsbergis (2001) eine stärkere Korrelation zwischen Unterstützung von Vorgesetzten und emotionaler Erschöpfung (r=-0,17 vs. r=-0,40). Allerdings ist diese Assoziation im multivariaten Modell nicht mehr nachzuweisen. Eine weitere Untersuchung in der Behindertenhilfe in Deutschland belegt, dass Mitarbeiter, die eine mangelnde Unterstützung seitens der Vorgesetzten wahrnehmen, ein 3,6-fach erhöhtes Risiko für eine emotionale Erschöpfung aufweisen (Driller, 2008). Im Übrigen ist eine praktische Unterstützung von Vorgesetzten negativ assoziiert mit der Personalfluktuation in Einrichtungen der Behindertenhilfe (Hatton & Emerson, 1998).

■ *Gibt es einen Zusammenhang zwischen Handlungsspielraum und Burnout?*

Die vorliegenden Ergebnisse zeigen, dass die Einflussnahme bei der Arbeit eine weitere wichtige Ressource ist. Mit zunehmendem Einfluss verringert sich das Risiko für eine hohe Burnout-Symptomatik. Der Aspekt Entscheidungsspielraum hat zwar im Einzelmodell einen statistisch signifikanten Einfluss auf Burnout, erklärt allerdings den geringsten Varianzanteil (3%) in der Zielvariable. Folglich verliert sich die-ser Effekt bei Hinzunahme der Variable Einfluss bei der Arbeit. Ähnliche Ergebnisse zeigt die Studie von Rafferty, Friend und Landsbergis (2001). Der Prädiktor ‚decision authority' zeigt im multivariaten Modell mit der Subdimension emotionale Er-schöpfung keinen Zusammenhang. Vergleichbare Ergebnisse stehen im Einklang mit der Studie von de Jonge, Janseen und van Breukelen (1996), die die Zusammenhänge mit einem hierarchischen Strukturgleichungsmodell untersuchten.

Allerdings ist der Vergleich der vorliegenden Ergebnisse mit den Ergebnissen anderer Studien aus methodischer Sicht schwierig, da häufig unterschiedliche Messinstrumente für den Handlungsspielraum verwendet werden. Die Verallge-meinerung wird ebenso durch die verschiedenen begrifflichen und inhaltlichen Aspekte (z. B. decision latitude; decision authority; participation or involvement in decision making; locus of control; job control) erschwert. Was viele Studien gemein-sam haben, ist die Tatsache, dass Aspekte des Handlungsspielraums, verglichen mit den Anforderungsaspekten, in einem schwächeren Zusammenhang mit Burnout stehen (z. B. Subskala emotionale Erschöpfung; Kowalski et al., 2010; Gray-Stanley & Muramatsu, 2011; Rafferty, Friese & Landsbergis, 2001; de Jonge, Janseen & Van Breukelen, 1996; de Rijk et al., 1998). Geringer Entscheidungsspielraum wird eher mit der MBI-Subskala Depersonalisation assoziiert, während emotionale Er-schöpfung in starkem Zusammenhang mit den Anforderungen steht (Rafferty, Friese & Landsbergis, 2001).

Die vorliegenden Ergebnisse zeigen, dass Einfluss bei der Arbeit in einem stärke-ren und konsistenteren Zusammenhang mit Burnout steht als die Variable Ent-scheidungsspielraum. Im Kern unterscheiden sie sich in ihrer konzeptionellen Aus-richtung voneinander. Während in der Skala Entscheidungsspielraum konkrete Eckpunkte im Arbeitsalltag zum Untersuchungsgegenstand gemacht werden (z. B. Entscheidungen hinsichtlich Urlaub, Pause, Arbeitsunterbrechung), bezieht sich die Skala Einfluss bei der Arbeit auf allgemeine Arbeitsabläufe.

■   *Wie gut können die psychosozialen Belastungen und Ressourcen in ihrer Gesamtheit das definierte Modell abbilden und Burnout vorhersagen? Gibt es Wechselwirkungen zwischen Belastungen und Ressourcen und wie wirkt sich das auf Burnout aus?*

Das Gesamtmodell erklärt 47% der Varianz in der Zielvariable Burnout. Auch die Analyse des leistungsfähigsten Modells zeigt weitestgehend ähnliche Ergebnisse mit einem Varianzanteil von 44%. Exakt die gleiche Varianzaufklärung wurde in der Studie von Rafferty, Friend & Landsbergis (2001) mit dem Gesamtmodell in der Sub-dimension emotionale Erschöpfung erzielt. Diese hohe Erklärungs- und Vorher-sagekraft des Modells deutet auf eine gute Modellanpassung hin (Backhaus, Erichson & Plinke, 2006). Demnach ist es wahrscheinlicher, dass Personen mit einer hohen Burnout-Symptomatik eher hohe emotionale Anforderungen, eine stärkere Anforderung hinsichtlich der Vereinbarkeit von Familie und Beruf und einen geringen Einfluss bei der Arbeit erleben.

Die starke Beziehung zwischen den quantitativen Anforderungen (Modell 1-2) und emotionaler Erschöpfung konnte im Vergleich zu früheren Studien, die das Job-Demand-Control-Support-Modell untersuchen, nicht belegt werden (Rafferty, Friese & Landsbergis, 2001; de Rijk et al., 1998; de Jonge, Janseen & Van Breukelen, 1996; Dollard et al., 2000; Devereux et al., 2009; Janssen, Schaufeli & Houkes, 1999). Laut Karasek und Theorell (1990) stellt die quantitative Arbeitsbelastung für die meisten Berufe eine zentrale Komponente der Anforderungen dar. Die vorliegenden Ergeb-nisse zeigen jedoch, dass dies nicht unbedingt für alle Berufe zutrifft. Im Hinblick auf den Zusammenhang zwischen den emotionalen Anforderungen und Burnout wird deutlich, dass in sozialen Berufen vor allem der emotionale und zum Teil fordernde Umgang mit den Klienten als eine weitere wichtige Quelle von psychosozialem Stress berücksichtigt werden muss. In einer Validierungsstudie von Kristensen et al. (2005a) wurden verschiedene Berufsgruppen in Belastungsprofile eingestuft. Dabei erreich-ten Berufe mit Klientenbezug die höchsten Mittelwerte in den Skalen emotionale Anforderungen und Anforderungen, Emotionen zu verbergen. Aus der Längs-schnittperspektive zeigte sich, dass emotionale Anforderungen alle drei CBI-Sub-skalen prognostizieren (Borritz et al., 2005). Emotionale Anforderungen stellen also eine strukturelle Quelle von Stress dar, welche charakteristisch für sogenannte ‚high-touch' Berufe ist. Schließlich geben die vorliegenden Daten den Anstoß, auch wei-tere Aspekte der Dimension Anforderungen in sozialen Berufen zu berücksichtigen. Eine Überprüfung dieser Ergebnisse in weiteren Studien ist daher erforderlich.

Die in der wissenschaftlichen Literatur häufig untersuchte Pufferwirkung der sozialen Unterstützung (vgl. Kapitel 2.4) konnte in der vorliegenden Untersuchung nicht belegt werden. Die vorliegenden Ergebnisse stehen im Einklang mit denen von Rafferty, Friend und Landbergis (2001). Im multivariaten Regressionsmodell zei-gen alle Aspekte der sozialen Unterstützung (von Vorgesetzten, Kollegen und ande-ren) keinen Einfluss auf die MBI-Subskala emotionale Erschöpfung. Ihre Ergebnisse begründen die Autoren damit, dass diese Beziehung indirekt durch demografische und arbeitsbezogene Variablen beeinflusst wird. Zwar identifizierten einige Studien eine Beziehung zwischen Burnout und sozialer Unterstützung aber Anhaltspunkte für eine dreidimensionale Interaktion zwischen Anforderungen, Unterstützung und Handlungsspielraum gibt es kaum (van der Doef & Maes, 1999; de Jonge, Janseen & Van Breukelen, 1996; Dollard et al., 2000; Janssen, Schaufeli & Houkes, 1999). Hinsichtlich der Pufferwirkung sozialer Unterstützung im Setting der Behindertenhilfe sind die Ergebnisse ebenfalls uneinheitlich. Während Gray-Stanley und Muramatsu (2011) einen signifikanten Interaktionseffekt mit hohen Anforderungen fanden, beobachteten Devereux et al. (2009) diesen Effekt nicht.

Die vorliegende Modellüberprüfung zeigt, dass hohe emotionale Erschöpfung vor allem mit geringer Einflussnahme assoziiert ist. In der Literatur gibt es ebenfalls zahlreiche Hinweise, dass sich insbesondere bei hoher Arbeitsbelastung die Schaffung von Handlungsspielräumen beanspruchungsreduzierend auswirkt. Ein hohes Maß an Einfluss- und Entscheidungsspielraum bei der Arbeit hat einen moderierenden Effekt auf negative Beanspruchungen (van der Doef & Maes, 1999; de Jonge, Janseen & Van Breukelen, 1996; Gray-Stanley & Muramatsu, 2011; Lasalvia et al., 2009).

Das zusätzlich gebildete Modell mit den quantifizierten Risiken derselben Einflussvariablen ergab ein etwas anderes Ergebnis als die vorangegangenen Modelle (vgl. Tabelle 16). Demnach weisen quantitative Anforderungen und Anforderungen, Emotionen zu verbergen in ihrer hohen Ausprägung ein 2-fach erhöhtes Risiko für eine hohe Burnout-Symptomatik auf. Umgekehrt zeigt sich, dass der Prädiktor emotionale Anforderung in seiner starken Ausprägung keinen signifikanten Einfluss mehr auf Burnout ausübt. Eine mögliche Erklärung für diese Ergebnisse ist, dass die Unterschiede zwischen den einzelnen Stufen nicht stark genug sind und wegen der möglichen niedrigen Trennschärfe hervorgerufen werden. Beim Prädiktor emotionale Anforderung ist der Unterschied in den einzelnen Stufen zwar ausgeprägter, aber der Effekt verschwindet, sobald Werte zusammengefasst werden. Des Weiteren könnte dieser Effekt in ausgeprägten Boden- oder Deckeneffekten liegen, d. h. die Meinungsverteilung ist in den einzelnen Aspekten auffällig schief. Zudem sind alle Prädiktoren nicht normal verteilt. In diesem Modell liegt eine vergleichsweise geringere Varianzaufklärung vor (38%), denn die Transformation der Variablen auf ein niedriges Skalenniveau geht immer mit einem Informationsverlust einher. Allerdings bleiben zwei Prädiktoren auch in diesem Modell konstant. Beschäftigte, bei denen die Anforderungen hinsichtlich der Vereinbarkeit von Privatleben und Beruf sehr hoch sind, haben ein 6-fach erhöhtes Burnout-Risiko und Personen, die einen geringen Einfluss auf ihre Arbeit haben, weisen ein 1,7-fach erhöhtes Burnout-Risiko auf.

6 Schlussfolgerungen

Die Ergebnisse dieser Untersuchung zeigen, dass die Erklärungs- und Vorhersagekraft des Modells wesentlich verbessert werden kann, indem eine differenziertere Messung der Dimension Anforderungen erfolgt. Trotz aller methodischen Einschränkungen dieser Untersuchung, sprechen die Ergebnisse für eine zum Teil starke Assoziation zwischen Burnout und den Aspekten des Job- Demand-Control-Support-Modells. Für zukünftige Studien mit diesem Modell wird empfohlen, die Messung der Einfluss- und Entscheidungsspielräume den spezifischen Anforderungen anzupassen, die der Beschäftigte bei der Arbeit erlebt (van der Doef & Maes, 1999). Aus den Ergebnissen dieser Untersuchung ergeben sich verschiedene Implikationen für die Praxis und für die weitere Forschung.

6.1   Implikationen für die Praxis

Die Komplexität des Burnouts beruht auf den unterschiedlichen Ursprüngen von Stress. Letztlich sind alle Ebenen (Mikro-, Meso- und Makroebenen), wenn auch unterschiedlich stark, an der Burnout-Entstehung beteiligt. Trotz gesellschaftlicher und individueller Einflussfaktoren wird den institutionellen bzw. organisatorischen Aspekten (Mesoebene) eine größere Rolle bei der Burnout-Entstehung zugesprochen (Maslach, Schaufeli & Leiter, 2001; Guditus, 1981).

In der Literatur werden drei mögliche Ansätze zur Prävention von psychischen Belastungen und Beanspruchungen am Arbeitsplatz angegeben:

(1) Interventionen, die auf Verhaltensprävention basieren, sollen vor allem die persönlichen Ressourcen der Mitarbeiter stärken, z. B. durch Training oder weiterführende Fortbildungen.

(2) Interventionen, die auf Verhältnisprävention ausgerichtet sind, orientieren sich daran, die Arbeitsumgebung zu verändern. Dies geschieht, indem die vorhandenen Belastungen reduziert und die Schutzfaktoren/Ressourcen gestärkt werden.

(3) Maßnahmen, die letztlich auf beiden Ebenen intervenieren, werden als ‚Individuum-Arbeit-Interaktion' bezeichnet. Bei diesem kombinierten Ansatz kann z. B. durch Reduktion der Belastungen und/oder Stärkung der Arbeitsressourcen sowie Stärkung der individuellen Ressourcen das Risiko für Burnout verringert werden (Salanova & Llorens, 2008).

In der vorliegenden Untersuchung liegt der Schwerpunkt auf einem verhältnis-bezogenen Ansatz, d. h. die Interventionen orientieren sich daran, die Arbeitsumge-bung zu verändern. Dies geschieht, indem die vorhandenen Belastungen reduziert und die Schutzfaktoren/Ressourcen gestärkt werden. Für die Praxis zeigt dieser Ansatz einen möglichen Weg zur Belastungsminderung und Burnout-Prophylaxe. Im Folgenden werden die wesentlichen Gestaltungsfelder auf der Organisations-ebene aufgezeigt. Dabei ist zu berücksichtigen, dass sich zwischen den einzelnen Feldern Überschneidungen ergeben, die ineinander greifen können.

Gestaltungsfeld: Personal- und Arbeitszeitregelung

Es wurde beobachtet, dass vor allem Personen im mittleren Alter eine prozentual hohe Burnout-Symptomatik aufweisen. In diesem Alter gründen viele Menschen eine Familie. Beim Versuch Familie und Beruf in Übereinstimmung zu bringen, kön-nen Ansprüche und Wertsetzungen auftauchen, die miteinander in Konflikt stehen. Die Personalorganisation sollte deshalb eine nachhaltige Strategie zur Reduktion von psychischen Belastungen und Beanspruchungen und eine menschengerechte Gestaltung der Arbeitszeiten beinhalten. In Zeiten knapper Ressourcen kann der Arbeitgeber allerdings dazu neigen, kein neues Personal einzustellen oder auszu-bilden. Folglich kommt es in stationären Einrichtungen häufiger vor, dass das vor-handene Personal mehr Dienste übernehmen muss, um eine dünne Personaldecke auszugleichen (Shaddock, Hill & van Limbeek, 1998). Wenn für die zu erledigenden Aufgaben zu wenig Personal zur Verfügung steht, erhöht sich die Intensität der Belastung. Dadurch hervorgerufene Stresszustände steigern das Risiko einer emo-tionalen Erschöpfung (Oppolzer, 2010). Eine wichtige Maßnahme zur Verbesserung des Arbeitsklimas und der Reduktion psychischer Belastungen wäre die Entlastung der vorhandenen Teams durch eine ausreichende Stellenbesetzung, wobei ein aus-geglichenes Verhältnis von qualifizierten und weniger qualifizierten Mitarbeiter von Vorteil wäre.

Unter dem Gesichtspunkt der Belastungsreduzierung ist darauf hinzuweisen, dass eine adäquate Stellenbesetzung in der Behindertenhilfe besonderen Krite-rien unterliegen sollte. Die Betreuungstätigkeit in der Wohngruppe sollte in Abhängigkeit von der Zusammensetzung der Bewohner, der Qualifikation der Mitarbeiter, der Team-Kompetenz und der Gruppendynamik erfolgen. Anhand dieser Kriterien sollte überprüft werden, ob Einzeldienste für die Betreuer zumut-bar sind. So stellen Einzeldienste eine wesentliche Belastung für die Betreuer dar, denn in vielen Fällen gibt es eine potenzielle Bedrohung durch die Klienten (Marquard, Runde & Westphal, 1993).

Ein wesentlicher Teil der Beschäftigten in der Behindertenhilfe arbeitet im Schichtdienst. Die Verteilung von Arbeitszeit und arbeitsfreier Zeit stellt für die Beschäftigten einen erheblichen Eingriff in die Organisation des Alltags und in ihre Lebensweise dar und sollte deshalb mit ihrer Beteiligung erfolgen. Eine selbst-verantwortliche Regelung der Arbeitszeit, die wesentlich stärker auf individuelle Belange zugeschnitten ist, würde neue Freiräume schaffen. Bei der ergonomi-schen Schichtplangestaltung sollten somit Aspekte wie Familie und Sozialleben, Einkommen, Einflussmöglichkeiten, gesundheitlicher Beeinträchtigungsgrad und berufliche Fort- und Weiterbildung in die Diskussion einfließen (Beermann, 2005). Allerdings verlangt ein solches partizipatives Verfahren der Arbeitszeitgestaltung ein hohes Maß an Kompetenz und Verantwortung der Mitarbeiter, damit diese Form der selbstgesteuerten Zeitgestaltung intern umgesetzt werden kann (Marquard, Runde & Westphal, 1993). So bestätigen die Ergebnisse der NEXT-Studie einige der oben genannten Begründungen für einen Schichtformwechsel. Im Laufe des Berufslebens wählen die Mitarbeiter ihre Schichten nach individuellen Befindlichkeiten und Situationen aus, um für sich die besten Arbeitsbedingungen zu schaffen. Bei älteren Pflegenden sind es vor allem die gesundheitlichen Be-schwerden, die für einen Wechsel der Schichtform sprechen. Jüngere Beschäftigte wollen größtenteils aus privaten Gründen die Schicht wechseln. Motive wie Arbeitsorganisation, beruflicher Fortschritt oder Bezahlung spielen kaum eine Rolle (Simon, Hasselhorn & Kümmerling, 2005). Folglich kommen innerbe-triebliche Präventionsprogramme unter Einbeziehung der Beschäftigten in die Arbeitszeitgestaltung sowie flexible Arbeitszeitmodelle insbesondere den fami-liären Bedürfnissen jüngerer Beschäftigter entgegen. Auf den ersten Blick sind solche Strategien zur Reduzierung der Anforderungen kostenintensiv. Längerfristig betrachtet zahlen sich Investitionen in das Personal einer Organisation jedoch aus.

Gestaltungsfeld: Handlungsspielräume und soziale Beziehungen

Ein weiteres Gestaltungsfeld in der personenbezogenen Dienstleistungsarbeit sind vor allem die nicht quantifizierbaren Aspekte wie soziale Beziehungen, soziale Unterstützung, Kommunikation und Partizipation. Beim Job-Demand-Control-Modell geht es vorrangig darum, den Handlungsspielraum innerhalb des Tätig-keitsprofils einer Person zu erweitern. Das kann vor allem durch ‚Job-enlargement‘,

‚Job-enrichment' oder durch die Einführung autonomer Teams bzw. flacher Hierarchien erreicht werden (Siegrist & Dragano, 2008). In erster Linie gilt es also, die für Dienstleistungsprozesse kontraproduktive hierarchische Struktur abzubauen und neue partizipative Formen der Gruppenarbeit zu etablieren (Marquard, Runde & Westphal, 1993). Bamberg und Busch zeigen in ihrem Review, dass eine positive Auswirkung auf das Wohlbefinden ausschließlich von Interventionen ausging, an denen die Beschäftigten direkt beteiligt waren (zit. nach Busch, 2009). Vor allem die Beteiligung an Problemfindungs- und Lösungsprozessen leisten einen Beitrag zu partizipativen Organisationsstrukturen. Durch die Partizipation der Mitarbeiter können betriebliche Prozesse und Abläufe transparenter gestaltet werden, was wiederum zu einem günstigen Betriebsklima und zu einer großen Akzeptanz seitens der Beschäftigten führt (Stadler, 2006). Die Erweiterung des Handlungsspielraums ermöglicht somit den Aufbau individueller Handlungskompetenzen und mindert negative Beanspruchungsfolgen. Im Hinblick auf die Vereinbarkeit von Berufs- und Privatleben und die damit verbundenen Burnout-Prozesse ist es wichtig, für die Beschäftigten Freiräume und Wahlmöglichkeiten zur Verfügung zu stellen. Das psychische Wohlbefinden hängt letztlich auch davon ab, ob und wie viel Einfluss eine Person auf die Ausgestaltung ihrer Lebensbedingungen hat (Ducki & Kalytta, 2009b).

Soziale Unterstützung im Team und von Vorgesetzten ist eine weitere wesentliche Ressource und ein Puffer gegen Stress. Indem konstruktive und soziale Arbeitsbeziehungen zunehmend verstärkt werden, kann ein Klima des gegenseitigen Vertrauens geschaffen werden. In diesem Zusammenhang spielt insbesondere das Führungsverhalten eine wichtige Rolle. Mangelnde soziale Unterstützung, unzureichende Beteiligung in Entscheidungsprozessen, widersprüchliche Erwartungen, unzureichende Einweisung, vorenthaltene Informationen, unsachliche Kritik oder starke Kontrolle werden als Risiken für psychische Fehlbeanspruchungen der Beschäftigten diskutiert. Mitarbeiterorientiertes Führungsverhalten hingegen ist gesundheits- und entwicklungsförderlich. Durch instrumentelle (materielle Hilfe), informationelle (Wissen und Rat) und emotionale (Anerkennung und Wertschätzung) Unterstützung kann die Führung eine starke Ressource darstellen und Risiken abfedern. Mitarbeiter die sich unterstützt fühlen, haben weniger physische und psychische Beschwerden. Besonders bedeutsam für die Stressreduktion ist die emotionale und selbstwertbezogene Unterstützung, indem die Führungskraft dem Beschäftigten mit Verständnis begegnet und ihn in seinem Selbstwertgefühl stärkt (Oppolzer, 2010; Ducki, 2009).

Angebote der Berufsgenossenschaft für Gesundheitsdienst und
Wohlfahrtspflege (BGW)

Die Berufsgenossenschaft ist die gesetzliche Unfallversicherung für nicht staatliche Einrichtungen im Gesundheitsdienst und in der Wohlfahrtspflege. Vorrangige Aufgabe der BGW ist die Prävention von berufsbedingten Gesundheitsgefahren, Arbeitsunfällen und Berufskrankheiten. Im Schadensfall gewährleistet die BGW eine optimale medizinische und rehabilitative Versorgung.

Im Schwerpunktprogramm der BGW heißt es, dass der Erhalt und die Förderung psychischer Gesundheit der Beschäftigten ein wichtiges Anliegen sei. Dabei richten sich die Schwerpunkte u. a. auf Grundlagenforschung, Stress-Interventionsstrategien, Screening-Instrumente zur Bestimmung psychischer Belastungen und den Umgang mit Gewalt und Aggression am Arbeitsplatz (BGW 2007). Seit 1996 entwickelt die BGW Produkte, die arbeitsbedingte psychische Belastungen und Beanspruchungen thematisieren. Auf der Analyseebene bietet die BGW ein Screening-Instrument mit der Bezeichnung BGWmiab an, dass in diesem Jahr für das Setting Behindertenhilfe erweitert wurde. Dieses Angebot richtet sich speziell an den stationären Wohnbereich. Mit dieser Mitarbeiterbefragung lassen sich in kurzer Zeit und mit geringem Aufwand schwierige und gesundheitsgefährdende Arbeitsbedingungen identifizieren (BGW 2011). Ferner bietet die BGW neben Analyseinstrumenten auch Interventions- und Beratungsangebote sowie Seminare zum Arbeits- und Gesundheitsschutz an. An dieser Stelle ist das Seminar zum *Professionellen Umgang mit Gewalt und Aggression für Werkstätten und Wohnheime*, kurz PUGA zu nennen. Dieses Seminar thematisiert Aggression und Gewalt als psychische und physische Gefährdung für die Mitarbeiter in der Behindertenhilfe und bietet neben innerbetrieblichen Lösungskonzepten auch Strategien zur Umsetzung von nachhaltigen Präventionsmaßnahmen im eigenen Unternehmen (BGW 2010). Um die Ressourcen der Mitarbeiter in den jeweiligen Einrichtungen zu stärken, entwickelte die BGW ein Präventionsangebot mit der Bezeichnung *Betriebliche Gesundheitsförderung durch Personalentwicklung*, kurz BGWgesu.per. Dieses Trainingsprogramm ist eine praxisorientierte Weiterbildung, die berufsgruppenübergreifend konzipiert wurde. Das Ziel dieses Präventionsangebotes ist die Entwicklung und Stärkung von sozialen, personalen und methodischen Kompetenzen der Mitarbeiter, um dauerhaft ein gesundes Arbeitsklima zu schaffen (Gregersen & Kuhnert, 2011).

6.2 Implikationen für die Forschung

Querschnitt- vs. Längsschnittforschung

Diese Untersuchung kann das Problembewusstsein für Burnout in der Behindertenhilfe schärfen und damit eine datenbasierte Grundlage für problemorientierte Lösungen auf Organisationsebene darstellen. Aus der Perspektive der Ursache-
Wirkung-Beziehung genügt es jedoch nicht, die Ätiologie von Burnout nur zu einem
Zeitpunkt zu betrachten. Wie eingangs bereits beschrieben, wird Burnout als ein
Prozess verstanden, bei dem die Dauer und Intensität der psychosozialen Belastungen und der individuelle Umgang damit ausschlaggebend sind. In erster Linie ist
die weitere Erforschung der Entstehungsprozesse von Burnout nötig. Um die
Dynamik von Entwicklungen besser aufzeigen und interpretieren zu können, wären
mehr Längsschnittstudien in der Burnout-Forschung wünschenswert. Im Hinblick
auf das Studiendesign machten die Autoren van der Doef und Maes (1999) in ihrem
Review von 63 Studien zum Job-Demand-Control-Support-Modell eine interessante
Beobachtung. Demnach stellen alle Studien mit einem Querschnittsdesign einen
Zusammenhang zwischen ungünstigen Arbeitsbedingungen und psychischen
Beanspruchungen fest. In keiner der untersuchten Längsschnittstudien konnte
diese Beobachtung repliziert werden. Diese Ergebnisse implizieren die bereits im
vorliegenden Text (vgl. Kapitel 5.1) diskutierte Problematik von ‚Common Method
Bias'. Indem die Erfassung von unabhängigen und abhängigen Variablen zum selben Zeitpunkt und von derselben Datenquelle erfolgt, können die Zusammenhänge
überschätzt werden. Das spricht für die Notwendigkeit weiterer Längsschnittstudien, die eine kausale Beziehung zwischen Anforderungen, Handlungsspielraum
sowie sozialer Unterstützung und Burnout überprüfen.

Messinstrumente und Cut-Off-Werte

Seit den 80er Jahren stellt der MBI ein international weitverbreitetes, mehrdimensionales Standardinstrument der Burnout-Forschung dar. Allerdings wird
zunehmend kritisiert, dass die Ausrichtung auf ein Instrument die Forschung auf
diesem Gebiet behindere. Das Burnout-Syndrom ist zu komplex, um es nur mit
einem Instrument, das in den vergangenen Jahren kaum weiterentwickelt wurde,
angemessen zu erfassen (Schaufeli & Taris, 2005; Sosnowski, 2007; Kristensen et al.,
2005b). Mit dem CBI bietet sich nun ein weiteres Instrument an, das schwerpunktmäßig die allgemeinen Symptome der emotionalen Erschöpfung differenzierter

untersucht. Dabei werden neben persönlichem Burnout auch arbeits- und klienten-bezogener Burnout ausführlicher betrachtet. Letzteres bezieht sich vorwiegend auf Beschäftigte in Sozial- und Gesundheitsberufen (Borritz et al., 2006a; Borritz et al., 2006b; Kristensen et al., 2005b). Im COPSOQ wird u. a. aus Praktikabilitätsgründen (z. B. Länge des Fragebogens) nur eine der drei modular einsetzbaren Subskalen verwendet. Für künftige Untersuchungen im sozialen Dienstleistungssektor mit Klientenbezug, wäre eine vielseitige Erfassung der emotionalen Erschöpfung von Vorteil. Dadurch könnten konkretere Präventionsstrategien abgeleitet werden. Im Hinblick auf die Burnout-Verteilung wäre eineDifferenzierung in Niedrig-, Moderat- und Hoch-Risikogruppen hilfreich (Shanafelt et al., 2002). Arbeitsbezogene Interventionen würden von diesen Normwerten profitieren, weil gruppenspezifische Präventionsangebote zielgerichteter gestaltet werden könnten. Für das CBI-Instrument fehlen allerdings einheitliche, validierte Normwerte.

Bedarf an ganzheitlichen Modellen und Definitionen

In den vergangenen Jahrzehnten kam es zu einer zunehmenden Unschärfe und Ausdehnung des Burnout-Begriffs. Die Popularität des Burnout-Begriffs sowie des allgemeinen Phänomens in der Gesellschaft und den Medien ebbt nicht ab. Im Gegenteil, der Burnout-Begriff wird zunehmend inflationär verwendet. Für Sosnowski (2007) vermittelt es den Eindruck, als beschreibe Burnout die ganze Tragik des menschlichen Daseins und Tuns. Dabei ist es abwegig, Burnout zu pauschalisieren und jede schwierige Lebenssituation als Burnout zu bezeichnen, denn damit wird den tatsächlich von Burnout Betroffenen Unrecht getan.

Was fehlt, sind innovative und ganzheitliche Modelle, die die Entstehung und den Verlauf von Burnout klar definieren und eingrenzen (Driller, 2008). Weil aber konkrete Modelle und Rahmenbedingungen fehlen und nahezu alle arbeitsbezogenen Aspekte mit Burnout korrelieren, erlägen viele Wissenschaftler der Gefahr, ‚blinden Empirismus' zu betreiben, bemerkt Hallstein (1993, zit. nach Driller, 2008). An dieser Stelle ist zu berücksichtigen, dass Zustand und Prozess nicht gleichzeitig messbar sind. Psychische Störungen können nicht durch Symptome beschrieben werden, die zugleich Ätiologie und Krankheitsverlauf implizieren (Sosnowski, 2007).

Das primäre Ziel der künftigen Burnout-Forschung wäre somit die Weiterentwicklung und Validierung von innovativen, ganzheitlichen Modellen, die eine umfassende Erklärung zur Burnout-Entstehung liefern. Für die Zukunft ist es wünschenswert, eine trennscharfe und einheitliche Diagnostik des Burnout-Syndroms zu entwickeln. Es bleibt jedoch offen, ob eine klinische Operationalisierung des allgemeinpsychologischen Burnout-Begriffs bzw. Konstrukts von Vorteil wäre.

Zum Schluss bleibt festzuhalten, dass es einer umfangreichen Analyse der Arbeitssituation und der Persönlichkeitsmerkmale bedarf, um Belastungen und Beanspruchungen bei personenbezogenen Dienstleistungen umfassend zu untersuchen. Dabei sollten die Einwirkungen der gesellschaftlichen und organisatorischen Wandlungsprozesse in der Behindertenhilfe mit berücksichtigt werden.

Literaturverzeichnis

Ahola, K., Honkonen, T., Isometsa, E., Kalimo, R., Nykyri, E., Aromaa, A. & Lonnqvist, J. (2005). *The relationship between job-related burnout and depressive disorders-results from the Finnish Health 2000 Study.* J.Affect.Disord., 88(1), 55-62.

Ahola, K., Honkonen, T., Isometsa, E., Kalimo, R., Nykyri, E., Koskinen, S., Aromaa, A. & Lonnqvist, J. (2006). *Burnout in the general population. Results from the Finnish Health 2000 Study.* Soc.Psychiatry Psychiatr.Epidemiol., 41(1), 11-17.

Aitken, C. J. & Schloss, J. A. (1994). *Occupational stress and burnout amongst staff working with people with an intellectual disability.* Behav.Intervent., 9(4), 225-234.

Aselmeier, L. (2008). *Community Care und Menschen mit geistiger Behinderung: Gemeinwesenorientierte Unterstützung in England, Schweden und Deutschland unter Berücksichtigung wohlfahrtsstaatlicher Rahmenbedingungen.* Wiesbaden, Verlag für Sozialwissenschaften.

Backhaus, K., Erichson, B. & Plinke, W. (2006). *Multivariate Analysemethoden: eine anwendungsorientierte Einführung.* Heidelberg, Springer.

Bakker, A. B. & Demerouti, E. (2007). *The Job Demands-Resources model: state of the art.* J. Manag. Psychol., 22(3), 309-238.

Bamberg, E., Busch, C. & Ducki, A. (2003). *Stress- und Ressourcenmanagement: Strategien und Methoden für die neue Arbeitswelt.* Bern, Huber Verlag.

Baron, R. M. & Kenny, D. A. (1986). *The moderator-mediator variable distinction in social psychological research: conceptual, strategic, and statistical considerations.* J.Pers.Soc.Psychol., 51(6), 1173-1182.

Baruch, Y. & Holtom, B.C. (2008). *Survey response rate levels and trends in organizational research.* Hum.Relat., 61(8), 1139-1160.

Bauer, J., Häfner, S., Kächele, H., Wirsching, M. & Dahlbender, R.W. (2003). *The burn-out syndrome and restoring mental health at the working place.* Psychother.Psychosom.Med.Psychol., 53(5), 213-222.

Beermann, B. (2005). *Leitfaden zur Einführung und Gestaltung von Nacht- und Schichtarbeit.* http://www.baua.de/de/Publikationen/Broschueren/A23.pdf?_blob=publicationFile [letzter Zugriff am 9. 12. 2011].

Bender, R., Ziegler, A. & Lange, S. (2007). *Logistische Regression.* Dtsch.Med. Wochenschr., 132 Suppl. 1, 33-35.

Benson, B.A. & Brooks, W.T. (2008). *Aggressive challenging behaviour and intellectual disability.* Curr. Opin. Psychiatry, 21(5), 454-458.

Bergner, T. (2004). *Burn-out bei Ärzten: Lebensaufgabe statt Lebens-Aufgabe.* Dtsch.Arztebl., 101(33), 2232-2234.

Bewick, V., Cheek, L. & Ball, J. (2005). *Statistics review 14: Logistic regression.* Crit.Care, 9(1), 112-118.

BGW (2007). *Schwerpunktprogramm der BGW 2006-2011.* Berufsgenossenschaft für Gesundheitsdienst und Wohlfahrtspflege (Hrsg.), Hamburg.

BGW (2010). *Seminare zum Arbeits- und Gesundheitsschutz – Programm 2011.* Berufsgenossenschaft für Gesundheitsdienst und Wohlfahrtspflege (Hrsg.), Hamburg.

BGW (2011). *Mitarbeiterbefragung Psychische Belastung und Beanspruchung – BGWmiab für die Pflege und den stationären Wohnbereich der Behindertenhilfe. Berufsgenossenschaft für Gesundheitsdienst und Wohlfahrtspflege* (Hrsg.), Hamburg.

Bland, J. M. & Altman,D.G. (1997). *Cronbach's alpha. BMJ (Clinical research ed.), 314(7080), 572.*

Blumenthal,S., Lavender,T. & Hewson,S. (1998). *Role clarity, perception of the organization and burnout amongst support workers in residential homes for people with intellectual disability: a comparison between a National Health Service trust and a charitable company. J.Intellect. Disabil.Res., 42 (Pt 5), 409-417.*

Borritz, M., Bultmann,U., Rugulies, R., Christensen, K.B., Villadsen, E., & Kristensen, T.S. (2005). *Psychosocial work characteristics as predictors for burnout: findings from 3-year follow up of the PUMA Study. J.Occup.Environ.Med., 47(2), 1015-1025.*

Borritz, M., Rugulies,R., Bjorner,J.B., Villadsen, E., Mikkelsen, O.A. & Kristensen,T.S. (2006a). *Burnout among employees in human service work: design and baseline findings of the PUMA study. Scand.J.Public Health, 34(1), 49-58.*

Borritz, M., Rugulies, R., Christensen, K.B., Villadsen, E. & Kristensen, T.S. (2006b). *Burnout as a predictor of self-reported sickness absence among human service workers: prospective findings from three year follow up of the PUMA study. J.Occup.Environ.Med., 63(2), 98-106.*

Bortz, J., Lienert, G.A. & Boehnke, K. (2000). *Verteilungsfreie Methoden in der Biostatistik.* Heidelberg, Springer.

Breiholz, H. (2004). *Ergebnisse des Mikrozensus 2004. http://www.destatis.de/jetspeed/portal/cms/ Sites/destatis/Internet/DE/Content/Publikationen/Querschnittsveroeffentlichungen/Wirtschaftstatistik/Bevoelkerung/Mikrozensus2004,property=file.pdf [letzter Zugriff am 9. 12. 2011].*

Bühl, A. (2008). *SPSS Version 16. Einführung in die moderne Datenanalyse. München, Pearson Studium.*

Bühner, M. & Ziegler, M. (2009). *Statistik für Psychologen und Sozialwissenschaftler. M. Bühner & M. Ziegler (Hrsg.). München, Pearson Studium.*

BMFSFJ (2006). *Erster Bericht des Bundesministeriums für Familie, Senioren, Frauen und Jugend über die Situation der Heime und die Betreuung der Bewohnerinnen und Bewohner. Bundesministerium für Familie, Senioren, Frauen und Jugend (Hrsg.). http://www.bmfsfj.de/Publikationen/heimbericht/01 Redaktion/PDFAnlagen/gesamtdokument, property=pdf,bereich=heimbericht,sprache=de,rwb=true.pdf [letzter Zugriff am 9.12.2011].*

Burisch, M. (2006). *Das Burnout-Syndrom: Theorie der inneren Erschöpfung. Heidelberg, Springer.*

Burr, H., Albertsen, K., Rugulies, R. & Hannerz, H. (2010). *Do dimensions from the Copenhagen Psychosocial Questionnaire predict vitality and mental health over and above the job strain and effort-reward imba lance models? Scand.J.Public Health, 38(3), 59-68.*

Busch, C. (2009). *Teamarbeit und teambasiertes Stress- und Ressourcenmanagement. In: Busch, C., Roscher, S., Ducki, A. & Kalytta, T. (Hrsg.), Stessmanagement für Teams in Service, Gewerbe und Produktion – ein ressourcenorientiertes Trainingsmanual (pp. 41-54). Heidelberg, Springer.*

Chung, M. C. & Corbett,J. (1998). *The burnout of nursing staff working with challenging behaviour clients in hospital-based bungalows and a community unit. Int.J.Nurs.Stud., 35(1-2), 56-64.*

Crocker,A.G.,Mercier, C.,Lachapelle,Y.,Brunet,A.,Morin, D. & Roy, M.E. (2006). *Prevalence and types of aggressive behaviour among adults with intellectual disabilities. J.Intellect.Disabil.Res., 50 (Pt 9), 652-661.*

Dahme, H. J., Schütter, S. & Wohlfahrt, N. (2008). *Lehrbuch Kommunale Sozialverwaltung und Soziale Dienste. Grundlagen, aktuelle Praxis und Entwicklungsperspektiven.* Weinheim, Juventa Verlag.

de Jonge, J., Janseen, P.P.M. & Van Breukelen, G.J.P. (1996). *Testing the demand-control-support model among health-care professionals: A structural equation model.* Work & Stress, 10(3), 209-224.

de Jonge, J. & Kompier, M. A. (1997). *A Critical Examination of the Demand-Control-Support Model from a adobe photoshopWork Psychological Perspective.* Int.J.Stress.Manag., 4(4), 235-258.

de Rijk, A. E., Blanc, P. M. L., Schaufeli, W. B. & de Jonge, J. (1998). *Active coping and need for control as mode rators of the job demand control model: Effects on burnout.* J.Occup.Organ.Psychol., 71(1), 1-18.

Demerouti, E., Bakker, A. B., de Jonge, J., Janssen, P. P. & Schaufeli, W. B. (2001). *Burnout and engage ment at work as a function of demands and control.* Scand.J. Work Env.Hea., 27(4), 279-286.

Deutscher Bundestag (2006). *Unterrichtung durch die Bundesregierung Siebter Familienbericht Familie zwischen Flexibilität und Verlässlichkeit – Perspektiven für eine lebenslaufbezogene Familienpolitik und Stellungnahme der Bundesregierung, 16. Wahlperiode.http://dipbt.bundes tag.de/dip21/btd/16/013/1601360.pdf [letzter Zugriff am 9.12.2011].*

Deutsches Institut für Normung e.V. Ergonomische Grundlagen bezüglich psychischer Arbeits- belastung *Teil 1: Allgemeines und Begriffe (ISO 10075:1991). Deutsche Fassung EN ISO 10075- 1:2000. DIN Deutsches Institut für Normung e.V. EN ISO 10075-1, 1-6. 2000. Berlin, Beuth Verlag.*

Devereux, J., Hastings, R. & Noone, S. (2009). *Staff Stress and Burnout in Intellectual Disability Services: Work Stress Theory and its Application.* J.Appl.Res.Intellect.Disabil., 22, 561-573.

Devereux, J.M., Hastings, R.P., Noone, S.J., Firth, A. & Totsika,V. (2009). *Social support and coping as media-tors or moderators of the impact of work stressors on burnout in intellectual disability support staff.* Res.Dev.Disabil., 30(2), 367-377.

Diekmann, A. (2005). *Empirische Sozialforschung: Grundlagen, Methoden, Anwendungen.* Reinbek, Rowohlt Taschenbuch Verlag.

Dollard, M.F., Winefield, H. R., Winefield, A.H. & de Jonge, J. (2000). *Psychosocial job strain and productivity in human service workers: A test of the demand-control-support model.* J.Occup. Organ.Psychol., 73(4), 501-510.

Domnowski, M. (2005). *Burnout und Stress in Pflegeberufen – Mit Mental-Training erfolgreich aus der Krise.* Hannover, Brigitte Kunz Verlag.

Driller, E. (2008). *Burnout in helfenden Berufen – Eine Darstellung am Beispiel pädagogisch tätiger Mitarbeiter der Behindertenhilfe.* Berlin, LIT Verlag.

Driller, E., Alich, S., Karbach, U., Pfaff, H. & Schulz-Nieswandt, F. (2008). *Die INA-Studie – Inan- spruchnahme, soziales Netzwerk und Alter am Beispiel von Angeboten der Behindertenhilfe.* Freiburg im Breisgau, Lambertus Verlag.

Driller, E., Karbach, U., Stemmer, P., Gaden, U., Pfaff, H. & Schulz-Nieswandt, F. (2009). *Ambient Assisted Living – Technische Assistenz für Menschen mit Behinderungen.* Freiburg im Breisgau, Lambertus Verlag.

Ducki, A. (2009). *Führung als Gesundheitsressource. In: Busch, C., Roscher, S., Ducki, A. & Kalytta, T. (Hrsg.), Stressmangement für Teams in Service, Gewerbe und Produktion – ein ressourcenorientier tes Trainingsmanual (pp. 73-83).* Heidelberg, Springer.

Ducki, A. & Kalytta, T. (2009a). *Genderaspekte im Stress- und Ressourcenmanagement. In: Busch, C., Roscher, S., Ducki, A. & Kalytta, T. (Hrsg.), Stessmanagement für Teams in Service, Gewerbe und Produktion – ein ressourcenorientiertes Trainingsmanual (pp. 28-39).* Heidelberg, Springer.

Ducki, A. & Kalytta, T. (2009b). *Ziele planen und verwirklichen. In: Busch, C., Roscher, S., Ducki, A. & Kalytta, T. (Hrsg.), Stressmangement für Teams in Service, Gewerbe und Produktion – ein ressour cenorientiertes Trainingsmanual (pp. 63-73). Heidelberg, Springer.*

Dyer, S. & Quine, L. (1998). *Predictors of job satisfaction and burnout among the direct care staff of a community learning disability service. J.Appl.Res.Intellect.Disabil. 11(4), 320-332.*

Edelmann, W. (2000). *Lernpsychologie. Weinheim, Beltz Verlag.*

Ehlbeck, I., Lohmann, A. & Prümper, J. (2006). *Erfassung und Bewertung psychischer Belastungen mit dem KFZA – Praxisbeispiel Krankenhaus. In: Leittretter, S. (Hrsg.), Arbeit in Krankenhäusern human gestalten: Arbeitshilfe für die Praxis von Betriebsräten, betrieblichen Arbeitsschutzexperten und Beschäftigten in Krankenhäusern (pp. 32-58). Düsseldorf, Hans-Böckler-Stiftung.*

Emerson, E: (2001). *Challenging Behaviour. Analysis and intervention in people with severe intellectual disabilities. 2nd ed. Cambridge, University Press.*

Felton, J.S. (1998). *Burnout as a clinical entity-its importance in health care workers. Occup. Med. (Lond), 48(4), 237-250.*

Field, A. P. (2005). *Discovering statistics using SPSS – Introducing statistical methods. London, Sage Publications.*

Franz, S. & Zeh, A. (2010). *Aggression und Gewalt gegenüber Beschäftigten im Gesundheitswesen. In: Nienhaus, A. (Hrsg.), Gefährdungsprofile – Unfälle und arbeitsbedingte Erkrankungen in Gesundheitsdienst und Wohlfahrtspflege (pp. 243-257). Landsberg/Lech, ecomed.*

Franz, S., Zeh, A., Schablon, A., Kuhnert, S. & Nienhaus, A. (2010). *Aggression and violence against health care workers in Germany – a cross sectional retrospective survey. BMC.Health Serv.Res., 10(1), -51.*

Friedrich, A. (2009). *Personalarbeit in Organisationen sozialer Arbeit: Theorie und Praxis der Professionalisierung. Wiesbaden, Verlag für Sozialwissenschaften.*

Fuss, I., Nübling, M., Hasselhorn, H. M., Schwappach, D. & Rieger, M. A. (2008). *Working conditions and Work-Family Conflict in German hospital physicians: psychosocial and organisational predictors and consequences. BMC Public Health, 8, 353.*

Gibson, J. A., Grey, I. M. & Hastings, R. P. (2009). *Supervisor support as a predictor of burnout and therapeutic self-efficacy in therapists working in ABA schools. J.Autism Dev.Disord., 39(7), 1024-1030.*

Gray-Stanley, J. A. & Muramatsu, N. (2011). *Work stress, burnout, and social and personal resources among direct care workers. Res.Dev.Disabil., 32(3), 1065-1074.*

Gray-Stanley, J. A., Muramatsu, N., Heller, T., Hughes, S., Johnson, T. P. & Ramirez-Valles, J. (2010). *Work stress and depression among direct support professionals: the role of work support and locus of control. J.Intellect.Disabil.Res., 54(8), 749-761.*

Gregersen, S., Dulon, M., Nienhaus, A. & Nübling, M. (2010). *Psychosoziale Arbeitsbelastungen in der Pflege – Vergleich verschiedener Pflegegruppen mit anderen Berufsgruppen. In: Nienhaus, A. (Hrsg.), Gefährdungsprofile – Unfälle und arbeitsbedingte Erkrankungen in Gesundheitsdienst und Wohlfahrtspflege (pp. 113-128). Landsberg/Lech, ecomed.*

Gregersen, S. & Kuhnert, S. (2011). *Persönliche Ressourcen stärken – Betriebliche Gesundheitsförderung durch Personalentwicklung. Berufsgenossenschaft für Gesundheitsdienst und Wohlfahrtspflege (Hrsg.), Hamburg.*

Guditus, C. W. (1981). *Staff Burnout: Job Stress in the Human Services Cary Cherniss Beverly Hills, California: Sage Publications, 1980, (pp. 199) J.Teach.Educ., 32(4), 55-56.*

Hastings, R. P. (2002). *Do challenging behaviors affect staff psychological well-being? Issues of causa lity and mechanism. Am.J Ment.Retard., 107(6), 455-467.*

Hastings, R. P., Horne, S. & Mitchell, G. (2004). *Burnout in direct care staff in intellectual disability services: a factor analytic study of the Maslach Burnout Inventory. J.Intellect.Disabil.Res., 48(Pt 3), 268-273.*

Hatton, C. & Emerson E. (1998). *Brief Report: Organisational Predictors of Actual Staff Turnover in a Service for People with Multiple Disabilities. J.Appl.Res.Intellect.Disabil., 11(2), 166-171.*

Hatton, C., Emerson, E., Rivers, M., Mason, H., Mason, L., Swarbrick, R., Kiernan, C., Reeves, D. & Alborz, A. (1999a). *Factors associated with staff stress and work satisfaction in services for people with intellectual disability. J.Intellect.Disabil.Res, 43 (Pt 4), 253-267.*

Hatton, C., Rivers, M., Mason, H., Mason, L., Emerson, E., Kiernan, C., Reeves, D. & Alborz, A. (1999b). *Organizational culture and staff outcomes in services for people with intellectual disabilities. J.Intellect.Disabil.Res, 43 (Pt 3), 206-218.*

Haveman, M. & Stöppler, R. (2004). *Altern mit geistiger Behinderung – Grundlagen und Perspektiven für Begleitung, Bildung und Rehabilitation. Stuttgart, Kohlhammer.*

Hennicke, K. (2003). *Psychische Störungen und aggressives Verhalten bei Menschen mit geistiger Behinderung. In: Furger,M. & Kehl, D. (Hrsg.), „... und bist du nicht willig, so brauch ich Gewalt", Zum Umgang mit Aggression und Gewalt in der Betreuung von Menschen mit geistiger Behinderung (pp. 67-84). Luzern, SZH/CSPS.*

Honkonen, T., Ahola, K., Pertovaara, M., Isometä, E., Kalimo, R., Nykyri, E., Aromaa, A. & Lönnqvist, J. (2006). *The association between burnout and physical illness in the general population – results from the Finnish Health 2000 Study. J.Psychosom.Res., 61(1), 59-66.*

Hosmer, D. & Lemeshow, S. (2000). *Applied logistic regression. New York, Wiley & Sons.*

Innstrand, S.T., Espnes, G.A. & Mykletun, R. (2002). *Burnout among people working with intellectually disabled persons: a theory update and an example. Scand.J Caring.Sci, 16(3), 272-279.*

Ito, H., Kurita, H. & Shiiya, J. (1999). *Burnout Among Direct-Care Staff Members of Facilities for Persons with Mental Retardation in Japan. Ment.Retard., 37(6), 477-481.*

Janssen, P.P.M., Schaufeli, W.B. & Houkes, I. (1999). *Work-related and individual determinants of the three burnout dimensions. Work & Stress, 13(1), 74-86.*

Jenkins, R., Rose, J. & Lovell, C. (1997). *Psychological well-being of staff working with people who have challenging behaviour. J.Intellect.Disabil.Res., 41 (Pt 6), 502-511.*

Jones, F. & Fletcher, B.C. (1996). *Job control and health. In: Schabracq,M.J., Winnubst,J.A.M. & Cooper, C.L. (Hrsg.), The Handbook of Work and Health Psychology (pp. 33-50). Chichester, John Wiley & Sons.*

Karasek, R., Brisson, C., Kawakami, N., Houtman, I., Bongers, P. & Amick, B. (1998). *The Job Content Questionnaire (JCQ): an instrument for internationally comparative assessments of psychosocial job characteristics. J.Occup.Health.Psychol., 3(4), 322-355.*

Karasek, R.A. (1979). *Job Demands, Job Decision Latitude, and Mental Strain: Implications Job Re-design. Admin.Sci.Quart., 24, 285-308.*

Karasek, R.A. & Theorell, T. (1990). *Healthy work, stress, productivity, and the reconstruction of working life. Karasek, R.A. (Hrsg.), New York, Basic Books.*

Kirchler, E. & Hölzel, E. (2008). *Bewertung der Arbeit. In: Kirchler, E. (Hrsg.), Arbeits- und Organisations-psychologie (pp. 236-296). Wien, Facultas Verlag.*

Köhncke, Y. (2009). *Alt und behindert – Wie sich der demografische Wandel auf das Leben von Menschen mit Behinderung auswirkt. Berlin-Institut für Bevölkerung und Entwicklung (Hrsg.). http://www.berlininstitut.org/fileadmin/user_upload/Alt_behindert/Alt_und_behindert_online.pdf [letzter Zugriff am 17. 11. 2011].*

Korczak, D., Kister, C. & Huber, B. (2010). *Differentialdiagnostik des Burnout-Syndroms. http://portal.dimdi.de/de/hta/hta_berichte/hta278_bericht_de.pdf [letzter Zugriff am 9.12.2011].*

Kowalski, C., Driller, E., Ernstmann, N., Alich, S., Karbach, U., Ommen, O., Schulz-Nieswandt, F. & Pfaff, H.(2010). *Associations between emotional exhaustion, social capital, workload, and latitude in decision-making among professionals working with people with disabilities. Res.Dev.Disabil., 31(2), 470-479.*

Kreienbrock, L. & Schach, S. (2000). *Epidemiologische Methoden. Heidelberg, Spektrum Akademischer Verlag.*

Kristensen, T.S., Hannerz, H., Hogh, A., & Borg, V. (2005a). *The Copenhagen Psychosocial Questionnaire – a tool for the assessment and improvement of the psychosocial work environment. Scand.J.Work. Env.Hea., 31, 438-449.*

Kristensen, T.S., Borritz, M., Villadsen, E. & Christensen, K.B. (2005b). *The Copenhagen Burnout Inventory: A new tool for the assessment of burnout. Work & Stress, 19(3), 192-207.*

Kroll, L.E., Müters, S. & Dragano, N. (2011). *Arbeitsbelastungen und Gesundheit. Robert Koch Institut (Hrsg.). http://edoc.rki.de/series/gbe-kompakt/2011-10/PDF/10.pdf [letzter Zugriff am 9.12.2011].*

Lambrechts, G. & Maes, B. (2009). *Analysis of staff reports on the frequency of challenging behaviour in people with severe or profound intellectual disabilities. Res.Dev.Disabil., 30(5), 863-872.*

Lasalvia, A., Bonetto, C., Bertani, M., Bissoli, S., Cristofalo, D., Marrella, G., Ceccato, E., Cremonese, C., De, R.M., Lazzarotto, L., Marangon, V., Morandin, I., Zucchetto, M., Tansella, M. & Ruggeri, M. (2009). *Influence of perceived organisational factors on job burnout: survey of community mental health staff. Brit.J.Psychiat., 195(6), 537-544.*

Lazarus, S. R. (1995). *Psychological Stress in the Workplace. In: Crandall,R. & Perrewé,P.L. (Hrsg.), Occupational stress: a handbook. Bristol (PA), Taylor & Francis.*

Lazarus, S. R. (1999). *Stress and Emotion – a new synthesis. New York, Springer Publishing Company.*

Lazarus, S. R. & Folkmann, S. (1984). *Stress, Appraisal and Coping. New York, Springer Publishing Company.*

Leppin, A. (2007). *Burnout: Konzept, Verbreitung, Ursachen und Prävention. In: Badura, B., Schellschmidt, H. & Vetter, C. (Hrsg.), Fehlzeiten-Report 2006 – Chronische Krankheiten: Betriebliche Strategien zur Gesundheitsförderung, Prävention und Wiedereingliederung (pp. 99-109). Heidelberg, Springer.*

Macco, K. & Stallauke, M. (2010). *Krankheitsbedingte Fehlzeiten in der deutschen Wirtschaft im Jahr 2009. In: Badura, B., Schröder, H., Klose, J. & Macco, K. (Hrsg.), Fehlzeiten-Report 2010: Vielfalt Managen: Gesundheit Fardern- Potenziale Nutzen (pp. 271-431). Heidelberg, Springer.*

Marquard, A., Runde, P. & Westphal, G. (1993). *Psychische Belastung in helfenden Berufen – Bedingungen, Hintergründe, Auswege. Opladen, Westdeutscher Verlag.*

Maslach, C. & Jackson, S.E. (1981). *The Measurement of Experienced Burnout. J.Occup.Behav., 2(2), 99-113.*

Maslach, C., Schaufeli, W.B. & Leiter, M.P. (2001). *Job burnout. Annu.Rev.Psychol., 52, 397-422.*

Mutkins, E., Brown, R.F. & Thorsteinsson, E.B. (2011). *Stress, depression, workplace and social supports and burnout in intellectual disability support staff. J.Intellect.Disabil.Res, 55(5), 500-510.*

Netemeyer, R., McMurrian, R. & Bole, JS. (1996). *Development and Validation of Work-Family Conflict and Family-Work Conflict Scales. J.Appl.Psychol., 81(4), 400-410.*

Nübling, M. (2011). *Unveröffentlichte Daten der COPSOQ Studie. Persönliche Auskuft.*

Nübling, M., Stößel, U., Hasselhorn, H. M., Michaelis, M. & Hofmann, F. (2005). *Methoden zur Erfassung psychischer Belastungen – Erprobung eines Messinstrumentes (COPSOQ). Bundesanstalt für Arbeitsschutz und Arbeitsmedizin (Hrsg.) Dortmund, Wirtschaftsverlag NW.*

Nübling, M., Stössel, U. & Michaelis, M. (2010). *Messung von Führungsqualität und Belastungen am Arbeitsplatz: Die deutsche Standardversion des COPSOQ (Copenhagen Psychosocial Questionnaire). In: Badura,B., Schröder,H., Klose,J. & Macco,K. (Hrsg.), Fehlzeiten-Report 2009 (pp. 253-261). Heidelberg, Springer.*

Oesterreich, R. (1999). *Konzepte zu Arbeitsbedingungen und Gesundheit – Fünf Erklärungsmodelle im Vergleich. In: Oesterreich, R. & Volpert, W. (Hrsg.), Psychologie gesundheitsgerechter Arbeitsbedingungen: Konzepte, Ergebnisse und Werkzeuge zur Arbeitsgestaltung (pp. 141-216). Bern, Huber Verlag.*

Oppolzer, A. (2010). *Psychische Belastungsrisiken aus Sicht der Arbeitswissenschaft und Ansätze für die Prävention. In: Badura, B., Schröder, H., Klose, J. & Macco, K. (Hrsg.), Fehlzeiten-Report 2009 (pp. 13-22). Heidelberg, Springer.*

Peter, R. (2002). *Berufliche Gratifikationskrisen und Gesundheit. Psychotherapeut, 47(6), 386-398.*

Pfennighaus, D. (2000). *Desillusionierung im Beruf – ein Konstrukt in der Burnout-Forschung. Marburg, Tectum Verlag.*

Pines, A.M., Aronson, E. & Kafry, D. (2006). *Ausgebrannt: Vom Überdruß zur Selbstentfaltung. Stuttgart, Klett-Cotta Verlag.*

Rafferty, Y., Friese, K. & Landsbergis, P. (2001). *The association between job skill discretion, decision authority and burnout. Work & Stress, 15(1), 73-85.*

Rau, R. (2010). *Befragung oder Beobachtung oder beides gemeinsam? – Welchen Instumenten ist der Vorzug bei Untersuchungen zur psychischen Belastung und Beanspruchung zu geben? Zbl.Arbeitsmed., 60(9), 294-301.*

Robertson, J., Emerson, E., Pinkney, L., Caesar, E., Felce, D., Meek, A., Carr, D., Lowe, K., Knapp, M. & Hallam, A. (2002). *Quality & Costs of Community-Based Residential Supports for People with Learning Disabilities and Challenging Behaviour. http://www.lancs.ac.uk/shm/dhr/publications/cbouses.pdf [letzter Zugriff am 9. 12. 2011].*

Robertson, J., Hatton, C., Felce, D., Meek, A., Carr, D., Knapp, M., Hallam, A., Emerson, E., Pinkney, L., Caesar, E. & Lowe,K. (2005). *Staff Stress and Morale in Community-Based Settings for People with Intellectual Disabilities and Challenging Behaviour: A Brief Report. J.Appl.Res.Intellect.Disabil., 18(3), 271-277.*

Rogelberg, S.G. & Stanton, J.M. (2007). *Introduction – Understanding and Dealing with Organizational Survey Nonresponse. ORM, 10(2), 195-209.*

Rose, D. & Rose, J. (2005). *Staff in services for people with intellectual disabilities: the impact of stress on attributions of challenging behaviour. J Intellect.Disabil.Res, 49(Pt 11), 827-838.*

Rose, J., Jones, F. & Fletcher, B. (1998). *Investigating the relationship between stress and worker behaviour. J.Intellect.Disabil.Res., 42 (Pt 2), 163-172.*

Salanova, M. & Llorens, S. (2008). *Current State of Research on Burnout and Future Challenges. Papeles del Psicólogo, 29(1), 59-67.*

Schaufeli, W.B. & Bakker, A.B. (2004). *Job demands, job resources, and their relationship with burnout and engagement: a multi-sample study. J.Organ.Behav., 25(3), 293-315.*

Schaufeli,W.B. & Taris,T.W. (2005). *The conceptualization and measurement of burnout: Commenground and worlds apart. Work & Stress, 19(3), 256-262.*

Schendera,C. (2008). *Regressionsanalyse mit SPSS. Oldenbourg, Wissensch.Verlag.*

Schulz-Nieswandt,F. (2007). *Behindertenhilfe im Wandel: zwischen Europarecht, neuer Steuerung und Empowerment. Wien, LIT-Verlag.*

Shaddock, A.J., Hill, M. & van Limbeek, C.A. (1998). *Factors Associated with Burnout in Workers in Residential Facilities for People with an Intellectual Disability. J.Intellect.Dev.Dis., 23(4), 309-18.*

Shanafelt,T.D., Bradley,K.A., Wipf,J.E. & Back,A.L. (2002). *Burnout and self-reported patient care in an internal medicine residency program. Ann.Intern.Med., 136(5), 358-367.*

Siegrist, J. & Dragano, N. (2008). *Psychosoziale Belastungen und Erkrankungsrisiken im Erwerbsleben. Bundesgesundheitsbl – Gesundheitsforsch – Gesundheitsschutz., 51(3), 305-312.*

Simon, M., Hasselhorn, H.M. & Kümmerling, A. (2005). *Arbeit und Familie-Konflikt bei europäischen Pflegepersonal. Eine Analyse der Daten der europäischen NEXT-Studie.http://bmwa.cms.apa.at/cms/content/attachments/8/4/5/CH0554/CMS1172240132751/analyse_der_daten_der_europaeischen_next_studien,_arbeit_und_familie_konflikt_bei_europ._pflegepersonal.pdf [letzter Zugriff am 9. 12. 2011].*

Simon, M., Tackenberg, P., Hasselhorn, H.M., Kümmerling, A., Büscher, A. & Müller, B.H. (2005). *Auswertung der ersten Befragung der Next-Studie in Deutschland. http://www.next.uni-wuppertal.de/index.php?artikel-und-berichte-1 [letzter Zugriff am 9. 12. 2011].*

Skirrow, S. & Hatton, C. (2007). *'Burnout' Amongst Direct Care Workers in Services for Adults with Intellectual Disabilities: A Systematic Review of Research Findings and Initial Normative Data. J.Appl.Res.Intellect.Disabil., 20, 131-144.*

Sosnowski, N. (2007). *Burnout – Kritische Diskussion eines vielseitigen Phänomens. In: Rothland,M. (Hrsg.), Belastung und Beanspruchung im Lehrerberuf: Modelle, Befunde, Interventionen (pp. 119-139). Wiesbaden, Verlag für Sozialwissenschaften.*

Stadler, P. (2006). *Psychische Belastungen am Arbeitsplatz – Ursachen, Folgen und Handlungsfelder der Prävention. http://gesundearbeit.info/uploads/docs/121.pdf [letzter Zugriff am 9. 12. 2011].*

Statistisches Bundesamt (1992). *Berufsordnung und Berufsklassen. Personensystematik – Klassifizierung der Berufe.http://www.gesis.org/fileadmin/upload/dienstleistung/methoden/spezielle_dienste/inhaltsanalyse_berufsklass/kldb92_1_.pdf [letzter Zugriff am 19. 12. 2011].*

Statistisches Bundesamt (2011). *Durchschnittsalter der Erwerbstätigen Bevölkerung in Deutschland. Mikrozensus im Jahr 2010. Persönliche Auskuft.*

Steinmetz, B. (2006). *Stressmanagement für Führungskräfte: Entwicklung und Evaluation einer Intervention. Hamburg, Kovac Verlag.*

Udris, I. & Frese, M. (1999). *Belastung und Beanspruchung. In: Hoyos,G. & Frey,D. (Hrsg.), Arbeits- und Organisationspsychologie – ein Lehrbuch (pp. 429-448). Weinheim, Beltz Verlag.*

Ulich, E. (2005). *Arbeitspsychologie. Ulich, E. (Hrsg.) Stuttgart, Schäffer-Poeschel.*

Union Versicherungsdienst GmbH (2011). *Haftpflichtversicherungen – Benötigt ein Mensch mit (geistiger) Behinderung Haftpflichtversicherungsschutz? http://www.versicherungsstelle-ccb.de/Weitere-Informationen-zu-Haftp.66.0.html [letzter Zugriff am 12. 12. 2011].*

van der Doef, M. & Maes, S. (1999). *The Job Demand-Control (-Support) Model and psychological well-being: A review of 20 years of empirical research. Work & Stress, 13(2), 87-114.*

von Känel, R. (2008). *Das Burnout Syndrom: Eine medizinische Perspekktive. Praxis, 97(9), 477-487.*
Wellnitz, I., Scheer, H.P., Siliax, M., Dulon, M., von Hirschberg, K. & Kähler, B. (2011). *Behinderten-hilfe in Deutschland, Zahlen-Daten-Fakten – Ein Trendbericht. Berufsgenossenschaft für Gesund-heitsdienst und Wohlfahrtspflege (Hrsg.), Hamburg.*

Whittington, A. & Burns, J. (2005). *The dilemmas of residential care staff working with the challenging behaviour of people with learning disabilities. Br.J.Clin.Psychol., 44(Pt 1), 59-76.*

WHO (2010). *Mental health and well-being at the workplace protection and inclusion in challenging times. World Health Organisation (Hrsg.).* http://www.euro.who.int/_data/assets/pdf_file/0018/24047/e94345.pdf *[letzter Zugriff am 9. 12. 2011].*

Zapf, D., Seifert, C., Schmutte, B., Mertini, H. & Holz, M. (2001). *Emotion work and job stressors and their effects on burnout. Psychol.Health, 16, 527-545.*

Zapf, D. & Semmer, N.K. (2004). *Stress und Gesundheit in Organisationen. In: Schuler, H. (Hrsg.), Enzyklopädie der Psychologie, Themenbereich D (pp. 1007-1112). Göttingen, Hogrefe Verlag.*

Anhang

Anhang 1 Skalen und Einzelitems im deutschen COPSOQ-Fragebogen

Skala (bzw. Einzelitem)	Herkunft	Items N	Fragenummern
Anforderungen			
Quantitative Anforderungen	COPSOQ	4	B1: 1-4
Emotionale Anforderungen	COPSOQ	3	B1: 5-7
Anforderungen, Emotionen zu verbergen	COPSOQ	2	B1: 8,9
Work-Privacy-Conflict	Netemeyer 1996	5	B2: 1-5
Einfluss und Entwicklungsmöglichkeiten			
Einfluss bei der Arbeit	COPSOQ	4	B3: 1-4
Entscheidungsspielraum	COPSOQ	4	B3: 5-8
Entwicklungsmöglichkeiten	COPSOQ	4	B4: 1, B5: 1-3
Bedeutung der Arbeit	COPSOQ	3	B5: 4-6
Verbundenheit mit Arbeitsplatz	COPSOQ	4	B5: 7-10
Soziale Beziehungen und Führung			
Vorhersehbarkeit	COPSOQ	2	B6: 1-2
Rollenklarheit	COPSOQ	4	B6: 3-6
Rollenkonflikte	COPSOQ	4	B6: 7-10
Führungsqualität	COPSOQ	4	B7: 1-4
Soziale Unterstützung	COPSOQ	4	B8: 1-4
Feedback	COPSOQ	2	B8: 5-6
Soziale Beziehungen	COPSOQ	2	8: 7-8
Gemeinschaftsgefühl	COPSOQ	3	B8: 9-11
Mobbing (Einzelitem)	BIBB/ IAB, Zentralarchiv	1	B8: 12
Weitere Skalen			
Unsicherheit des Arbeitsplatzes	COPSOQ	4	B9: 1-4
Beanspruchungen, Outcomes			
Gedanke an Berufsaufgabe (Einzelitem)	Hasselhorn 2003	1	B10
Arbeitszufriedenheit	COPSOQ	7	B11: 1-7
Allgemeiner Gesundheitszustand	EuroQol 1990	1	B12
Copenhagen Burnout Inventory (CBI), Skala: personal burnout	Borritz & Kristensen 1999	6	B13: 1-6
Kognitive Stresssymptome	COPSOQ	4	B14: 1-4
Lebenszufriedenheit (Satisfaction with life scale, SWLS)	Diener 1985	5	B15: 1-5
Summe der Items		87	

Quelle: Nübling, et al. 2005: Methoden zur Erfassung psychischer Belastungen – Erprobung eines Messinstruments (COPSOQ)

Anhang 2 Frage: „Wie häufig haben Sie verbale und körperliche Aggressionen erlebt?"

	Verbale Aggression		Körperliche Aggression	
Wenn ja, wie oft	N	%	N	%
1 x im Jahr	20	5,3	50	13,2
1 x im Vierteljahr	57	15	76	20,1
1 x im Monat	75	19,8	54	14,2
1 x in der Woche	92	24,3	39	10,3
täglich	67	17,7	25	6,6
Gesamt*	311	82	244	64,4

*Bei der Filterfrage: „Haben Sie in den letzten zwölf Monaten verbale Aggressionen erlebt?", stimmten 68 Personen mit ‚Nein' und bei der Frage: „Haben Sie in den letzten zwölf Monaten körperliche Aggressionen erlebt?", stimmten 135 Personen mit ‚Nein'.

Anhang 3 Spezifische Fragen für das Setting Behindertenhilfe

Items	Ich fühle mich durch verbale oder körperliche Aggressionen von Klienten belastet		Die rechtlichen Aspekte in der Betreuung von Klienten sind mir bekannt		Bei meiner Arbeit fürchte ich, mich an einer übertragbaren Krankheit anzustecken		Durch meine Bemühung kann ich die Klienten in Ihrer Entwicklung voran bringen und fördern		Ich fühle mich bei der Arbeit mit den Klienten oft gereizt		Ich bin für (zu) viele Klienten zuständig		Die Zusammenarbeit mit den Angehörigen empfinde ich als angenehm	
	N	%	N	%	N	%	N	%	N	%	N	%	N	%
trifft nicht zu	69	18,2	1	0,3	139	36,7	3	0,8	74	19,5	56	14,8	19	5,0
trifft eher nicht zu	126	33,2	11	2,9	158	41,7	19	5,0	168	44,3	101	26,6	38	10,0
zum Teil	112	29,6	69	18,2	58	15,3	93	24,5	115	30,3	107	28,2	181	47,8
trifft eher zu	34	9,0	137	36,1	14	3,7	126	33,2	16	4,2	57	15,0	99	26,1
trifft voll zu	36	9,5	160	42,2	8	2,1	136	35,9	5	1,3	57	15,0	35	9,2
Fehlende Werte	2	0,5	1	0,3	2	0,5	2	0,5	1	0,3	1	0,3	7	1,8

Anhang 4 Unterschied der Korrelationskoeffizienten (Rho) im Vergleich von binär- und metrischskalierter abhängiger Variable Burnout

Variablen	Spearman-Rho	Burnout (dichotom)	Burnout (metrisch)
Altersklassen	Rho	,019	,054
	Sig (2-seitig)	,716	,291
Geschlecht	Rho	,114*	,090
	Sig (2-seitig)	,027	,080
Berufserfahrung	Rho	,129*	,184**
	Sig (2-seitig)	,012	,000
Bereitschaftsdienst	Rho	-,114*	-,120*
	Sig (2-seitig)	,027	,020
Nachtbereitschaft	Rho	-,041	-,057
	Sig (2-seitig)	,425	,269
Geteilter Dienst	Rho	,059	,006
	Sig (2-seitig)	,250	,913
Wechsel Dienst	Rho	,121*	,138**
	Sig (2-seitig)	,018	,007
Quantitative Anforderungen	Rho	,290**	,348**
	Sig (2-seitig)	,000	,000
Emotionale Anforderungen	Rho	,336**	,403**
	Sig (2-seitig)	,000	,000
Anforderungen, Emotionen zu verbergen	Rho	,351**	,431**
	Sig (2-seitig)	,000	,000
Work-Privacy-Conflict	Rho	,487**	,577**
	Sig (2-seitig)	,000	,000
Einfluss bei der Arbeit	Rho	-,202**	-,224**
	Sig (2-seitig)	,000	,000
Entscheidungs-spielraum	Rho	-,143**	-,213**
	Sig (2-seitig)	,005	,000
Soziale Unterstützung	Rho	-,274**	-,321**
	Sig (2-seitig)	,000	,000

Anhang 5 Spearman-Interkorrelationen der untersuchten Variablen

Variablen	M	SD	1	2	3	4	5	6	7	8	9	10	11	12	13	14	15
1 Geschlecht			1														
2 Alter			,020	1													
3 Berufserfahrung			,013	,530**	1												
4 Bereitschaftsdienst			-,063	,006	,031	1											
5 Nachtbereitschaft			-,080	-,015	,015	,264**	1										
6 Geteilter Dienst			,020	,127*	,165**	,170**	,187**	1									
7 Wechseldienst			-,071	-,031	,097	,042	,186**	,136**	1								
8 Burnout -dichotom-			,114*	,019	,129*	-,112*	-,032	,061	,139**	1							
9 Quantitative Anforderungen	50,4	17,7	,008	,162**	,275**	,057	,000	,195**	,129*	,290**	1						
10 Emotionale Anforderungen	59,3	18,8	-,015	,210**	,276**	,042	-,045	,168**	,129**	,336**	,437**	1					
11 Anforderungen, Emotionen zu verbergen	42	22	-,018	,191**	,180**	,001	,041	,110*	,351**	,319**	,461**	,461**	1				
12 Work-Privacy-Conflict	47	27	,007	,106*	,238**	,038	,073	,170**	,258**	,487**	,464**	,467**	,453**	1			
13 Einfluss bei der Arbeit	47	19,2	-,041	,010	,140	,071	-,016	,111*	-,089	-,202**	-,002	,041	-,243**	-,193**	1		
14 Entscheidungsspielraum	50	20	-,098	-,119*	,066	,005	,016	,025	-,062	-,143**	-,153**	-,202**	-,282**	-,279**	,414**	1	
15 Soziale Unterstützung	70	19,8	-,023	-,202**	-,203**	-,045	-,003	-,009	-,023	-,274**	-,236**	-,218**	-,328**	-,393**	,276**	,301**	1

*p<,05; ** p<,01 (2-seitig) signifikant. *Geschlecht* (kodiert mit 1=männlich; 2=weiblich); *Alter; Berufserfahrung, Dienste* (kodiert mit 0= kein Dienst, 1=mind. 1mal im Monat); *Burnout* (kodiert mit 1=niedrig, 2=hoch).

Logistische Regression zur Prüfung der Hypothesen (Überprüfung auf mögliche Confounder)

Anhang 6 Logistische Regression zur Prüfung der Hypothese 1a: Überprüfung des Zusammenhangs zwischen quantitativen Anforderungen und Burnout, nach Adjustierung für wichtige Confounder

	Regressions-koeffizient B	Standard-fehler	Wald	df	Sig.	Exp(B)	95% Konfidenzintervall für EXP (B)	
			Variablen in der Gleichung				Unterer Wert	Oberer Wert
Modell 2								
Quantitative Anforderungen	,036	,007	24,298	1	,000	1,037	1,022	1,052
Geschlecht	,685	,272	6,330	1	,012	1,985	1,164	3,385
Berufserfahrung (0-5 Jahre)	1		6,934	4	,139	1		
6-10 Jahre	-,394	,346	1,296	1	,255	,674	,342	1,329
11-15 Jahre	,494	,379	1,705	1	,192	1,639	,781	3,443
16-20 Jahre	,396	,429	,854	1	,356	1,486	,641	3,444
>20 Jahre	,074	,435	,029	1	,865	1,077	,459	2,527
Altersklassen (<30 Jahre)	1		6,948	3	,074	1		
30-39 Jahre	,746	,388	3,702	1	,054	2,108	,986	4,506
40-49 Jahre	,198	,409	,233	1	,629	1,219	,546	2,718
>50 Jahre	-,072	,417	,030	1	,864	,931	,411	2,110
Bereitschaftsdienst	-,787	,303	6,745	1	,009	,455	,251	,824
Wechseldienst	,613	,264	5,393	1	,020	1,846	1,100	3,096
Konstante	-3,350	,542	38,200	1	,000	,035		

Anhang 7 Logistische Regression zur Prüfung der **Hypothese 1b:** Überprüfung des Zusammenhangs zwischen **emotionalen Anforderungen** und Burnout, nach Adjustierung für wichtige Confounder

		Variablen in der Gleichung					95% Konfidenzintervall für EXP (B)	
		Regressions-koeffizient B	Standard-fehler	Wald	df	Sig.	Exp(B)	Unterer Wert	Oberer Wert
Modell 2	Emotionale Anforderungen	,048	,008	34,695	1	,000	1,049	1,032	1,065
	Geschlecht	,711	,277	6,579	1	,010	2,037	1,183	3,507
	Berufserfahrung (0-5 Jahre)	1		6,326	4	,176	1		
	6-10 Jahre	-,361	,353	1,042	1	,307	,697	,349	1,393
	11-15 Jahre	,404	,395	1,049	1	,306	1,498	,691	3,247
	16-20 Jahre	,541	,439	1,522	1	,217	1,718	,727	4,059
	>20 Jahre	,075	,443	,029	1	,866	1,078	,452	2,569
	Altersklassen (<30 Jahre)	1		7,553	3	,056	1		
	30-39 Jahre	,647	,398	2,649	1	,104	1,910	,876	4,165
	40-49 Jahre	-,052	,426	,015	1	,903	,950	,412	2,188
	>50 Jahre	-,262	,429	,372	1	,542	,770	,332	1,784
	Bereitschaftsdienst	-,783	,306	6,532	1	,011	,457	,251	,833
	Wechseldienst	,588	,272	4,680	1	,031	1,800	1,057	3,065
	Konstante	-4,258	,633	45,230	1	,000	,014		

Anhang 8 Logistische Regression zur Prüfung der **Hypothese 1c:** Überprüfung des Zusammenhangs zwischen den **Anforderungen, Emotionen zu verbergen** und Burnout, nach Adjustierung für wichtige Confounder

		Regressions-koeffizient B	Standard-fehler	Wald	df	Sig.	Exp(B)	95% Konfidenzintervall für EXP (B)	
								Unterer Wert	Oberer Wert
Modell 2	Anforderungen, Emotionen zu verbergen	,040	,007	37,036	1	,000	1,041	1,027	1,054
	Geschlecht	,763	,280	7,437	1	,006	2,145	1,239	3,713
	Berufserfahrung (0-5 Jahre)	1		8,052	4	,090	1		
	6-10 Jahre	-,190	,349	,297	1	,586	,827	,417	1,638
	11-15 Jahre	,698	,386	3,264	1	,071	2,010	,943	4,287
	16-20 Jahre	,747	,438	2,917	1	,088	2,112	,896	4,979
	>20 Jahre	,346	,441	,616	1	,432	1,414	,596	3,354
	Altersklassen (<30 Jahre)	1		7,301	3	,063	1		
	30-39 Jahre	,551	,398	1,913	1	,167	1,735	,795	3,786
	40-49 Jahre	-,082	,420	,038	1	,846	,922	,405	2,098
	>50 Jahre	-,384	,429	,804	1	,370	,681	,294	1,578
	Bereitschaftsdienst	-,724	,305	5,612	1	,018	,485	,267	,883
	Wechseldienst	,571	,269	4,513	1	,034	1,771	1,045	3,000
	Konstante	-3,232	,512	39,893	1	,000	,039		

Variablen in der Gleichung

Anhang 9 Logistische Regression zur Prüfung der **Hypothese 1d**: Überprüfung des Zusammenhangs zwischen **Anforderung hinsichtlich Vereinbarkeit von Beruf und Privatleben** und Burnout, nach Adjustierung für wichtige Confounder

Variablen in der Gleichung

		Regressions-koeffizient B	Standard-fehler	Wald	df	Sig.	Exp(B)	95% Konfidenzintervall für EXP (B)	
								Unterer Wert	Oberer Wert
Modell 2	Work-Privacy-Conflict	,049	,006	68,372	1	,000	1,050	1,038	1,063
	Geschlecht	,765	,299	6,558	1	,010	2,150	1,197	3,861
	Berufserfahrung (0-5 Jahre)	1		5,606	4	,231	1		
	6-10 Jahre	-,418	,382	1,195	1	,274	,658	,311	1,393
	11-15 Jahre	,440	,431	1,039	1	,308	1,552	,667	3,614
	16-20 Jahre	,208	,486	,183	1	,669	1,231	,475	3,192
	>20 Jahre	-,222	,485	,209	1	,648	,801	,309	2,074
	Altersklassen (<30 Jahre)	1		10,316	3	,016	1		
	30-39 Jahre	1,083	,432	6,278	1	,012	2,953	1,266	6,890
	40-49 Jahre	,442	,447	,978	1	,323	1,556	,648	3,738
	>50 Jahre	-,006	,467	,000	1	,991	,994	,398	2,482
	Bereitschaftsdienst	-,947	,338	7,867	1	,005	,388	,200	,752
	Wechseldienst	,165	,296	,310	1	,578	1,179	,660	2,105
	Konstante	-3,741	,534	49,105	1	,000	,024		

Anhang 10 Logistische Regression zur Prüfung der **Hypothese 2a:** Überprüfung des Zusammenhangs zwischen **Einfluss bei der Arbeit** und Burnout, nach Adjustierung für wichtige Confounder

Variablen in der Gleichung

		Regressions-koeffizient B	Standard-fehler	Wald	df	Sig.	Exp(B)	95% Konfidenzintervall für EXP (B)	
								Unterer Wert	Oberer Wert
Modell 2	Einfluss bei der Arbeit	-,025	,006	15,360	1	,000	,975	,963	,988
	Geschlecht	,648	,267	5,911	1	,015	1,912	1,134	3,225
	Berufserfahrung (0-5 Jahre)	1		10,468	4	,033	1		
	6-10 Jahre	-,040	,336	,014	1	,905	,961	,497	1,855
	11-15 Jahre	,877	,372	5,568	1	,018	2,405	1,160	4,984
	16-20 Jahre	,939	,432	4,726	1	,030	2,558	1,097	5,965
	>20 Jahre	,700	,423	2,738	1	,098	2,014	,879	4,615
	Altersklassen (<30 Jahre)	1		9,638	3	,022	1		
	30-39 Jahre	,865	,379	5,216	1	,022	2,374	1,130	4,986
	40-49 Jahre	,326	,400	,663	1	,415	1,385	,632	3,036
	>50 Jahre	-,086	,406	,045	1	,832	,918	,414	2,035
	Bereitschaftsdienst	-,599	,294	4,145	1	,042	,550	,309	,978
	Wechseldienst	,579	,258	5,027	1	,025	1,785	1,076	2,961
	Konstante	-1,290	,647	3,974	1	,046	,275		

Anhang 11 Logistische Regression zur Prüfung der **Hypothese 2b**: Überprüfung des Zusammenhangs zwischen **Entscheidungsspielraum** und Burnout, nach Adjustierung für wichtige **Confounder**

		Variablen in der Gleichung					95% Konfidenzintervall für EXP (B)	
	Regressions-koeffizient B	Standard-fehler	Wald	df	Sig.	Exp(B)	Unterer Wert	Oberer Wert
Modell 2								
Entscheidungsspielraum	-,017	,006	8,067	1	,005	,983	,972	,995
Geschlecht	,579	,264	4,789	1	,029	1,784	1,062	2,995
Berufserfahrung (0-5 Jahre)	1		10,721	4	,030	1		
6-10 Jahre	-,077	,335	,052	1	,819	,926	,480	1,786
11-15 Jahre	,892	,371	5,772	1	,016	2,439	1,178	5,048
16-20 Jahre	,888	,430	4,263	1	,039	2,431	1,046	5,650
>20 Jahre	,663	,422	2,465	1	,116	1,941	,848	4,442
Altersklassen (<30 Jahre)			7,989	3	,046	1		
30-39 Jahre	,689	,379	3,302	1	,069	1,991	,947	4,187
40-49 Jahre	,084	,405	,043	1	,836	1,088	,492	2,406
>50 Jahre	-,205	,412	,247	1	,619	,815	,363	1,828
Bereitschaftsdienst	-,643	,289	4,938	1	,026	,526	,298	,927
Wechseldienst	,631	,257	6,022	1	,014	1,880	1,135	3,112
Konstante	-1,464	,678	4,669	1	,031	,231		

Anhang 12 Logistische Regression zur Prüfung der **Hypothese 3**: Überprüfung des Zusammenhangs zwischen **sozialer Unterstützung** und Burnout, nach Adjustierung für wichtige **Confounder**

Variablen in der Gleichung

		Regressions-koeffizient B	Standard-fehler	Wald	df	Sig.	Exp(B)	95% Konfidenzintervall für EXP (B)	
								Unterer Wert	Oberer Wert
Modell 2	Soziale Unterstützung	-,033	,006	26,594	1	,000	,968	,956	,980
	Geschlecht	,674	,271	6,175	1	,013	1,961	1,153	3,336
	Berufserfahrung (0-5 Jahre)	1		6,902	4	,141	1		
	6-10 Jahre	-,164	,343	,229	1	,632	,848	,433	1,663
	11-15 Jahre	,677	,378	3,201	1	,074	1,967	,937	4,128
	16-20 Jahre	,595	,424	1,974	1	,160	1,814	,790	4,161
	>20 Jahre	,232	,437	,282	1	,596	1,261	,536	2,967
	Altersklassen (<30 Jahre)	1		7,989	3	,046	1		
	30-39 Jahre	,777	,387	4,022	1	,045	2,175	1,018	4,648
	40-49 Jahre	,226	,413	,301	1	,583	1,254	,559	2,815
	>50 Jahre	-,221	,418	,280	1	,597	,801	,353	1,819
	Bereitschaftsdienst	-,748	,301	6,155	1	,013	,473	,262	,855
	Wechseldienst	,721	,265	7,380	1	,007	2,057	1,222	3,461
	Konstante	-,164	,733	,050	1	,823	,848		

Anhang 13 Logistische Regression zur Prüfung der **Hypothese 3a**: Separate Überprüfung des Zusammenhangs zwischen der **sozialen Unterstützung von Kollegen** bzw. von Vorgesetzten und Burnout, nach Adjustierung für wichtige **Confounder**

		Variablen in der Gleichung					95% Konfidenzintervall für EXP (B)	
	Regressions-koeffizient B	Standard-fehler	Wald	df	Sig.	Exp(B)	Unterer Wert	Oberer Wert
Modell 2								
Soziale Unterstützung von Kollegen	-,010	,007	2,012	1	,156	,990	,977	1,004
Soziale Unterstützung von Vorgesetzten	-,021	,005	15,371	1	,000	,979	,969	,989
Geschlecht	,625	,274	5,222	1	,022	1,868	1,093	3,193
Berufserfahrung (0-5 Jahre)			8,593	4	,072	1		
6-10 Jahre	,021	,355	,003	1	,953	1,021	,510	2,046
11-15 Jahre	,906	,393	5,319	1	,021	2,473	1,146	5,339
16-20 Jahre	,822	,437	3,545	1	,060	2,275	,967	5,353
>20 Jahre	,466	,451	1,068	1	,301	1,594	,658	3,861
Altersklassen (<30 Jahre)			8,452	3	,038	1		
30-39 Jahre	,617	,396	2,432	1	,119	1,853	,853	4,024
40-49 Jahre	,008	,429	,000	1	,986	1,008	,435	2,335
>50 Jahre	-,379	,433	,765	1	,382	,685	,293	1,600
Bereitschaftdienst	-,769	,307	6,272	1	,012	,463	,254	,846
Wechseldienst	,763	,274	7,775	1	,005	2,144	1,254	3,665
Konstante	,370	,648	,326	1	,568	1,448		

Anhang 14 Logistische Regression zur Prüfung des **Gesamtmodells** nach Adjustierung für wichtige Confounder (Methode: blockweise Einschluss)

		Regressions-koeffizient B	Standard-fehler	Wald	df	Sig.	Exp(B)	95% Konfidenzintervall für EXP (B)		Nagelkerkes R²/ (Omnibus Test -Signifikanz-niveau für jeden Schritt)
								Unterer Wert	Oberer Wert	
Modell 1	Geschlecht	,658	,261	6,385	1	,012	1,932	1,159	3,219	R²=0,129 (P=0,01)
	Berufserfahrung (0-5 Jahre)			8,228	4	,084	1			
	6-10 Jahre	-,170	,330	,265	1	,606	,844	,442	1,610	
	11-15 Jahre	,733	,362	4,106	1	,043	2,081	1,024	4,228	
	16-20 Jahre	,599	,410	2,134	1	,144	1,820	,815	4,067	
	>20 Jahre	,477	,410	1,350	1	,245	1,611	,721	3,601	
	Altersklassen (<30 Jahre)			7,837	3	,049	1			
	30-39 Jahre	,821	,373	4,851	1	,028	2,272	1,095	4,717	
	40-49 Jahre	,310	,393	,624	1	,430	1,364	,631	2,945	
	>50 Jahre	,024	,398	,004	1	,952	1,024	,469	2,235	
	Bereitschaftsdienst	-,642	,286	5,034	1	,025	,526	,300	,922	
	Wechseldienst	,685	,254	7,286	1	,007	1,983	1,206	3,259	
	Konstante	-1,813	,405	20,038	1	,000	,163			
Modell 2	*Quantitative Anforderungen*	,007	,009	,622	1	,430	1,007	,990	1,025	R²=0,445 (P=0,01)
	Emotionale Anforderungen	,021	,009	5,192	1	,023	1,021	1,003	1,040	
	Anforderungen, Emotionen zu verbergen	,019	,007	6,727	1	,009	1,019	1,005	1,034	
	Work-Privacy-Conflict	,039	,007	35,098	1	,000	1,040	1,026	1,053	

Variablen in der Gleichung

		Regressionskoeffizient B	Standardfehler	Wald	df	Sig.	Exp(B)	95% Konfidenzintervall für EXP (B)		Nagelkerkes R²/ (Omnibus Test-Signifikanzniveau für jeden Schritt)
								Unterer Wert	Oberer Wert	
Modell 3	Quantitative Anforderungen	,009	,009	1,052	1	,305	1,009	,992	1,027	R²=0,462 (p=0,024)
	Emotionale Anforderungen	,027	,010	7,702	1	,006	1,027	1,008	1,047	
	Anforderungen, Emotionen zu verbergen	,016	,008	4,407	1	,036	1,016	1,001	1,032	
	Work-Privacy-Conflict	,039	,007	31,419	1	,000	1,039	1,025	1,053	
	Einfluss bei der Arbeit	-,022	,008	6,694	1	,010	,978	,962	,995	
	Entscheidungsspielraum	,013	,008	2,655	1	,103	1,013	,997	1,029	
Modell 4	Quantitative Anforderungen	,008	,009	,831	1	,362	1,008	,990	1,027	R²=0,470 (p=0,078)
	Emotionale Anforderungen	,028	,010	8,087	1	,004	1,028	1,009	1,048	
	Work-Privacy-Conflict	,014	,008	3,448	1	,063	1,015	,999	1,030	
	Einfluss bei der Arbeit	,036	,007	27,172	1	,000	1,037	1,023	1,051	
	Anforderungen, Emotionen zu verbergen	-,020	,009	5,265	1	,022	,980	,964	,997	
	Entscheidungsspielraum	,016	,008	3,737	1	,053	1,016	1,000	1,032	
	Soziale Unterstützung	-,014	,008	3,070	1	,080	,986	,971	1,002	